I0040959

TRAVAIL DU LABORATOIRE DE M. LE PROFESSEUR GRANCHER

MÉNINGITE CÉRÉBRO-SPINALE ÉPIDÉMIQUE

(MÉNINGOCOQUE)

PAR

le D Étienne CANUET

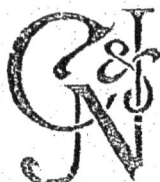

PARIS

Georges CARRÉ et C. NAUD, Éditeurs

3, RUE RACINE, 3

1900

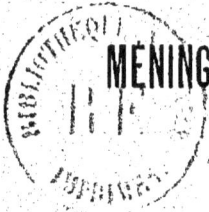

MÉNINGITE CÉRÉBRO-SPINALE ÉPIDÉMIQUE

(MÉNINGOCOQUE)

BIBLIOTHÈQUE B F

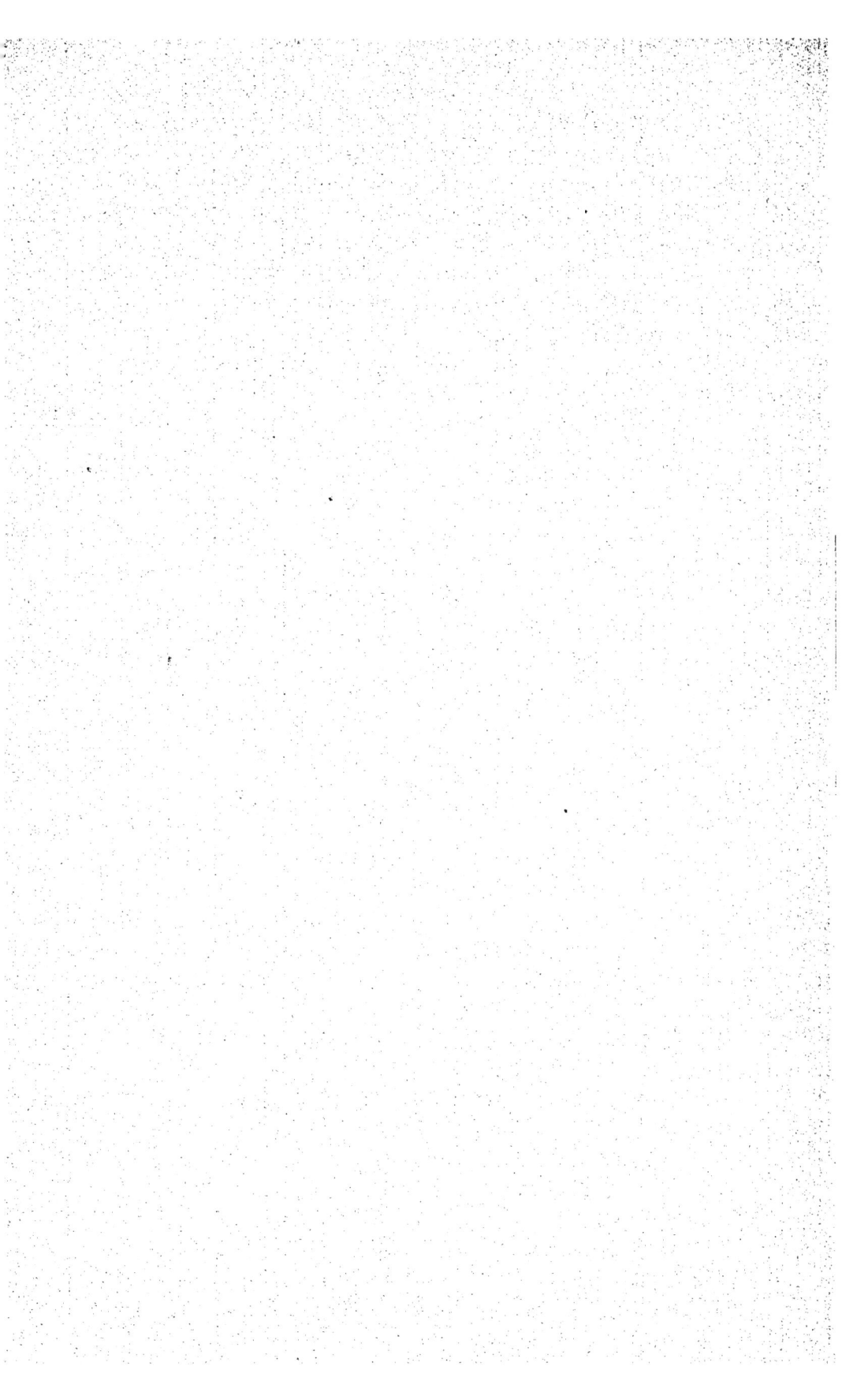

TRAVAIL DU LABORATOIRE DE M. LE PROFESSEUR GRANCHER

MÉNINGITE CÉRÉBRO-SPINALE ÉPIDÉMIQUE

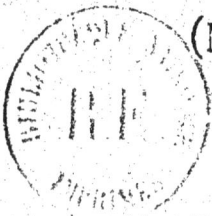

(MÉNINGOCOQUE)

PAR

le Dr Étienne CANUET

Ancien interne des Hôpitaux de Paris.

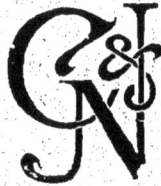

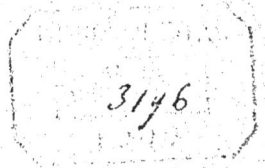

3146

PARIS

GEORGES CARRÉ ET C. NAUD, ÉDITEURS

3, RUE RACINE, 3

1900

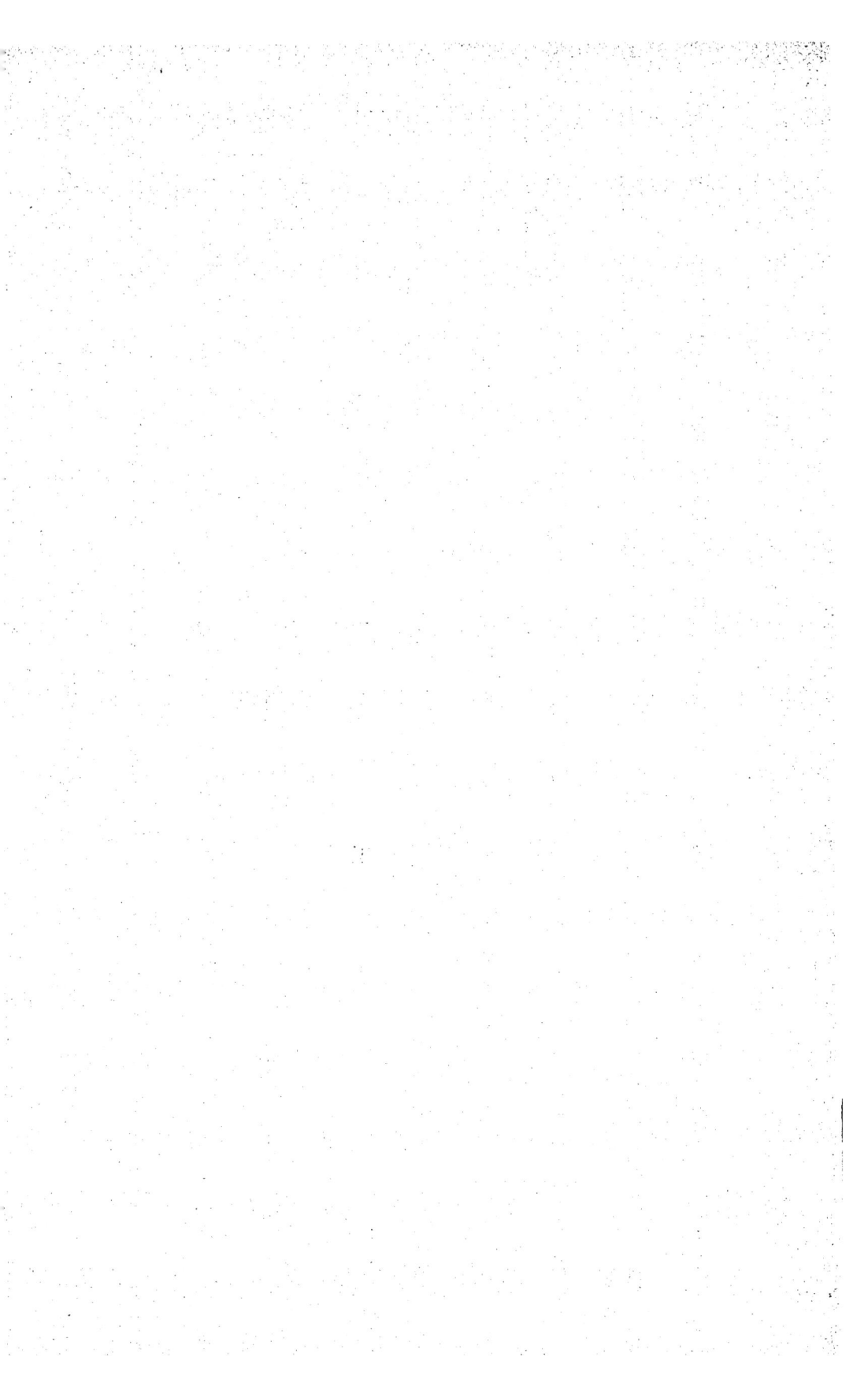

A MA MÈRE

Aux Mémoires respectées de mes Arrière-Grands-Pères

ET DE MON GRAND-PÈRE

qui m'ont précédé dans la carrière médicale :

Jacques-Auguste CANUET

qui étudia la chirurgie

1714-1783

Jacques - Urbain CANUET

Maître ès Arts et en Chirurgie

1742-1805

Louis-Urbain CANUET

Docteur en médecine

Membre de l'Académie de médecine

1771-1842

Jacques - Victor CANUET

Docteur en médecine

Interne des Hôpitaux de Paris

1799-1864

———————

A mon Père

Le Docteur CANUET

Ancien interne des Hôpitaux de Paris

Juillet 1900.

Etienne CANUET,

Ancien interne des Hôpitaux de Paris.

Je garde le souvenir ému et reconnaissant du

Professeur STRAUS

dont j'ai été l'élève au cours de mon externat.

Je remercie mes Maîtres dans les Hôpitaux de l'enseignement qu'ils m'ont donné et de la bienveillance qu'ils m'ont témoignée :

MM. ŒTTINGER, GUINON, WIDAL, TOUPET, MÉRY, TEISSIER; NÉLATON, BAZY, PICQUÉ, ROCHARD, MAUCLAIRE.

Le Docteur MILLARD

Le Professeur DUPLAY

Le Professeur CHANTEMESSE

dans le service desquels j'ai été externe.

Ceux qui m'ont fait l'honneur de m'accepter comme interne :

LE DOCTEUR JULES SIMON

le regretté Maître de l'Hôpital des Enfants-Malades

LE PROFESSEUR FOURNIER

à qui nous exprimons toute notre gratitude pour l'enseignement si savant et si clair que nous avons reçu de lui, dans son magnifique service de l'hôpital Saint-Louis.

LE DOCTEUR LABADIE-LAGRAVE

auprès de qui nous avons trouvé non seulement des conseils cliniques et thérapeutiques précieux, dont nous avons compris la valeur, mais encore des témoignages de bienveillante affection qui nous ont vivement touché et que nous n'oublierons pas.

LE DOCTEUR CUFFER

nous témoigne une extrême bienveillance en nous gardant auprès de lui, notre internat terminé, et en nous permettant ainsi de profiter encore de son enseignement si brillant, si personnel.

Il sait tout ce que nous lui devons et comprendra la sincérité de notre profonde reconnaissance.

Que le PROFESSEUR GRANCHER daigne agréer nos respectueux remerciements pour nous avoir permis de profiter des ressources de son beau laboratoire des Enfants-Malades et pour le grand honneur qu'il nous fait en acceptant la présidence de notre thèse.

———

Les Docteurs VEILLON, ZUBER, HALLÉ et GUILLEMOT m'ont toujours montré une amitié dévouée; j'apprécie combien ils m'ont été utiles et je les en remercie affectueusement.

Je rappelle mon affection à mes amis COTTET et RIST, BAROZZI et BIZE. Nous avons passé ensemble des années qui ne s'oublient pas.

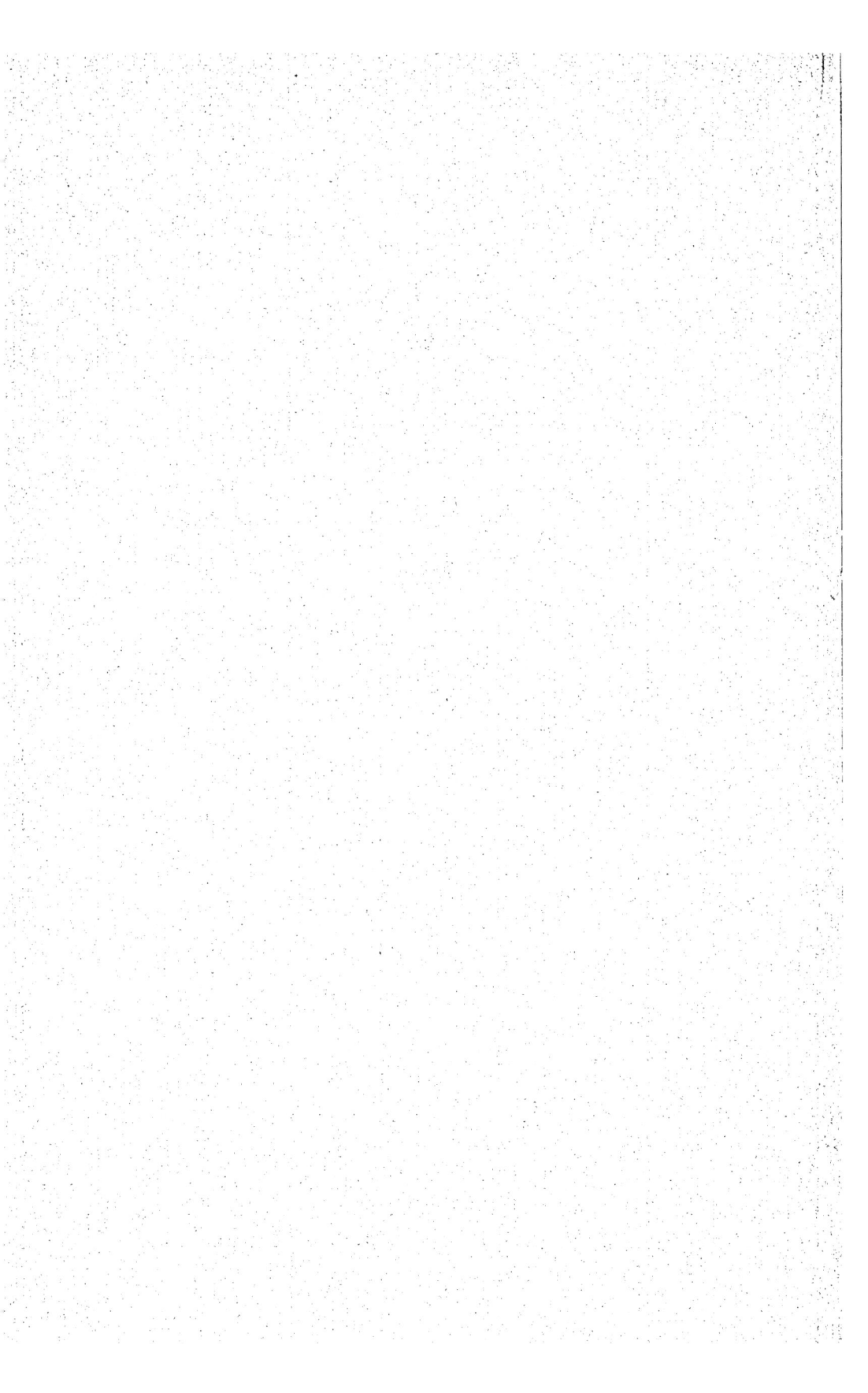

INTRODUCTION

Depuis plusieurs années l'attention est attirée sur la méningite cérébro-spinale épidémique. Les observations nombreuses de ces derniers temps montrent, d'une part, que l'on assiste à une recrudescence de cette affection, d'autre part, qu'on sait mieux la reconnaître. Les notions que nous possédions sur son histoire épidémiologique et clinique se sont complétées et la bactériologie est venue apporter d'intéressantes discussions sur la nature même de cette maladie qui tend de plus en plus à être individualisée.

Ayant eu l'occasion d'en étudier quelques cas, nous avons pensé qu'il pouvait être intéressant d'essayer un travail d'ensemble sur la question en y apportant le faible appoint de nos recherches.

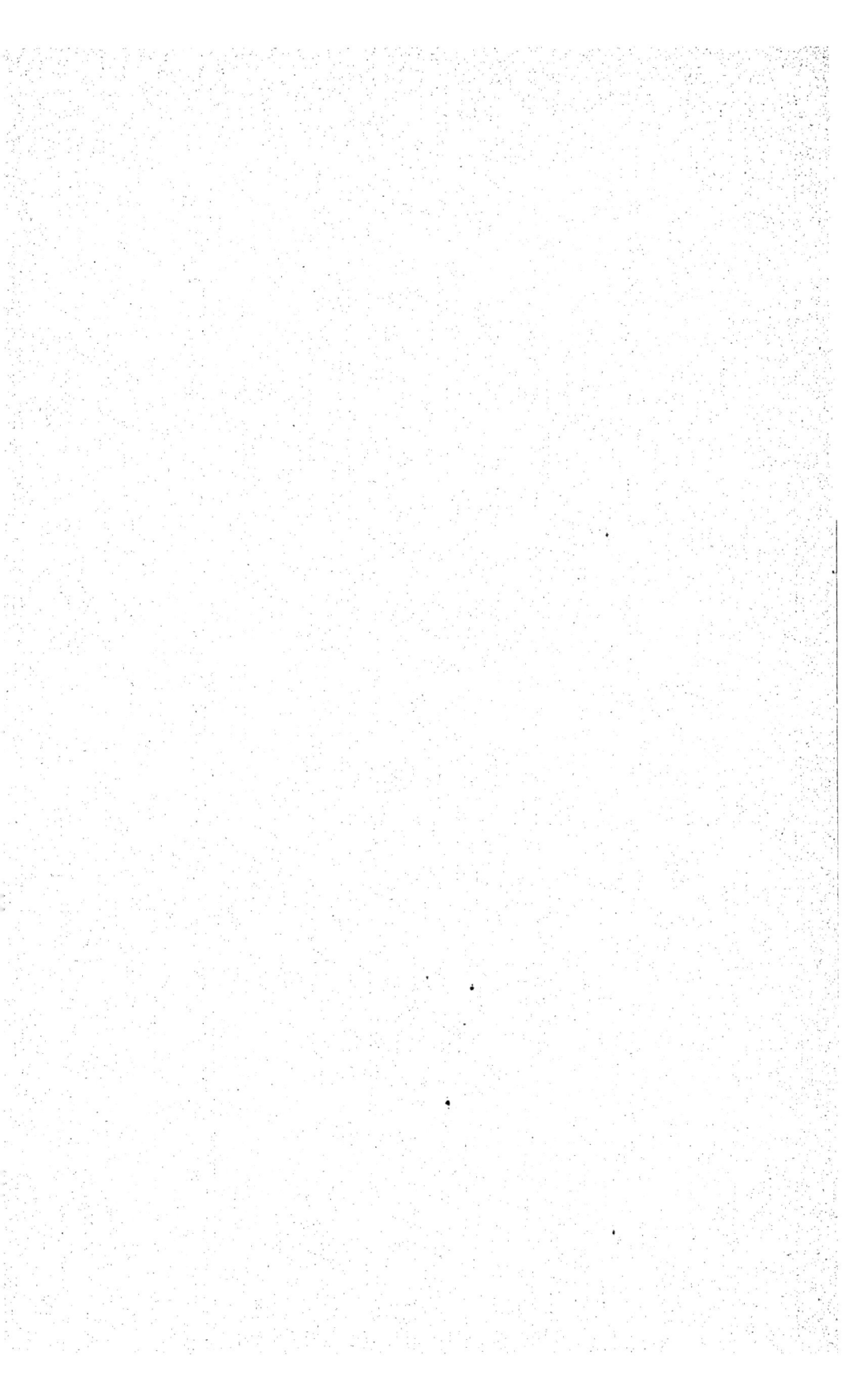

HISTORIQUE

Première phase : Historique épidémiologique.

Nous pensions ne pas avoir à reprendre après beaucoup d'autres l'historique proprement dit de la méningite cérébro-spinale et de ses épidémies; cependant nous croyons utile d'y revenir rapidement, certaines particularités, négligées d'abord ou qui avaient passé inaperçues, ayant pris de la valeur depuis que la nature même de la maladie est mieux connue et que, sur cette question comme sur beaucoup d'autres, la bactériologie est venue éclairer bien des points restés obscurs.

En effet, on peut comprendre, pour ne citer qu'un exemple, comment la maladie semble s'éteindre sur certains points pour y réapparaître après un long laps de temps, sachant maintenant que le méningocoque, agent pathogène fréquemment en cause dans les épidémies, peut rester longtemps à l'état sec (Scherer, Jaeger) sans perdre la faculté de recouvrer, sous l'influence de certaines causes, sa virulence première.

Cet historique se divise naturellement en deux phases : la première, entièrement consacrée aux études épidémiologiques et cliniques; la seconde, dans laquelle les travaux bactériologiques tiennent la plus grande place et qui commence en 1887 avec l'étude que Weichselbaum fit du diplocoque intra-cellulaire de la méningite cérébro-spinale.

Dès 1805, Vieusseux observa à Genève, sous le nom de *fièvres cérébrales ataxiques*, une épidémie certainement due à la méningite cérébro-spinale et qui semble s'être transportée à Grenoble en 1814, où elle apparaît chez des soldats venus de l'armée du Mont-Blanc.

En Amérique, de 1806 à 1829, on relate une série d'épidémies montrant déjà pour l'élément militaire cette affinité qu'on retrouvera en E... ope. Pendant plusieurs années la maladie ne se manifeste pas, puis elle reparaît, atteint New-York en 1856 et depuis cette époque se montre et disparaît alternativement.

En 1837 s'ouvre véritablement l'histoire de la méningite cérébro-spinale par l'épidémie des Landes. Il faut remarquer que cette épidémie, qu'on prend ordinairement pour le véritable point de départ de l'affection en France serait postérieure de plusieurs mois à celle qui éclata à Bayonne, d'après l'opinion émise par Geschwind et par Delvaille, qui reprennent cette étude dans de récents travaux.

Si l'on n'explique pas l'apparition première de la maladie, sa dissémination est géographiquement facile à comprendre. Nous ne reprendrons pas les étapes si souvent relatées du 18e léger qui sema la maladie en foyers à travers les Landes et l'ouest de la France par Bordeaux, Périgueux, Rochefort (relation de Lefèvre sur la maladie qui régna au bagne en 1839). De Rochefort, le même régiment la transporte jusqu'à Versailles, où elle est étudiée par Faure-Villars (1839).

De Bayonne, le 18e de ligne la propage à Auch, à
Foix, en gagnant Port-Vendres où il laisse un foyer
avant de s'embarquer pour l'Algérie, ce qui permet au
26e de ligne, venu de Perpignan pour s'embarquer
également à Port-Vendres, d'être contaminé et d'apporter avec lui la méningite cérébro-spinale à Cons-
tantine. A partir de ce moment, le fil qui relie les différents points où on signale l'apparition soit de cas isolés,
soit de petites épidémies, est impossible à suivre.

Elle règne ainsi dans un grand nombre de garnisons;
puis vient une période de calme, de 1842 à 1845; à cette
époque, elle réapparaît à Avignon, Lyon, Toulon; à
Saint-Étienne, à Nîmes; en 1849 à Orléans, Metz, Paris;
à Cambrai, à Bourges. Depuis lors, jusqu'à nos jours,
on signalera des foyers plus ou moins nombreux et
plus ou moins étendus.

Nous avons vu la maladie s'établir dans l'Amérique
du Nord; elle a régné également en Italie, en Espagne,
en Danemark, en Allemagne (1854), où elle a été bien
étudiée et où la coïncidence fréquente avec la pneumonie est bien mise en évidence. La Grande-Bretagne
la vit apparaître à Dublin, et maintenant elle est endé-
mique dans quelques villes de l'Angleterre. Pour chaque
pays on a pu établir, mais pour ses débuts seulement,
comment elle s'est propagée.

La Suède, épargnée jusqu'en 1854, commença à être
le théâtre d'une épidémie qui dura sept ans et fit,
d'après les statistiques, 4.138 victimes. La façon dont
elle s'est conduite dans ce pays est intéressante à considérer. Les districts du Sud furent atteints les premiers;

puis la maladie s'étendit graduellement vers le Nord; chaque année elle envahissait une nouvelle bande de pays, laissant indemnes les parties antérieurement frappées.

En 1864, on observa en Russie, d'abord quelques petites épidémies dans les provinces russes du Caucase et dans le gouvernement de Kalouga ; près de Moscou et à Moscou même ; enfin elle se montre à Saint-Pétersbourg.

En 1867 elle éclate dans la garnison autrichienne de Pola, sur l'Adriatique, d'où elle fut importée par les troupes dans l'île de Lissa, comme elle l'avait été par les régiments français de Port-Vendres en Algérie.

Dorénavant on aura à enregistrer de nombreux réveils de la méningite dans tous les points antérieurement atteints; partout elle présentera cette même tendance à se perpétuer sous forme de cas sporadiques ou d'épidémies restreintes, et l'on pourrait répéter pour chaque pays ce que Leyden écrivait pour l'Allemagne : « La méningite semble désormais avoir élu droit de domicile pour se montrer avec une intensité plus ou moins grande à certaines époques de l'année. »

Deuxième phase : Historique bactériologique.

Avant 1887, époque à laquelle *Weichselbaum* (de Vienne) fit paraître son travail sur l'étiologie de la méningite cérébro-spinale aiguë, on peut dire que les investigations bactériologiques sur la nature de cette maladie ne brillent ni par leur nombre ni par leur netteté.

En mettant de côté certaines opinions qu'on peut considérer comme nulles, les recherches même les plus sérieuses n'avaient abouti à rien de précis; il est néanmoins nécessaire de citer les quelques auteurs qui se sont occupés de la question et ceux qui semblent avoir entrevu le méningocoque, sans toutefois lui donner l'importance qu'on lui a reconnue plus tard et sans définir avec précision les caractères qui établissent son individualité.

Klebs a, tout d'abord, trouvé dans le liquide ventriculaire d'individus morts de pneumonie des « monadines » analogues à celles de la sécrétion bronchique; un peu plus tard, en examinant un cas de méningite suppurée et un cas de méningite cérébro-spinale associée à une pneumonie, il retrouve également dans le liquide ventriculaire un grand nombre de ces monadines dont il se contente de constater la présence.

Eberth, dans un cas de méningite compliquée de pneumonie, découvre dans le liquide sous-arachnoïdien un grand nombre de coccus, isolés ou réunis par deux. Ces microbes existaient aussi dans le suc pulmonaire, mais en nombre beaucoup moins considérable.

Leyden, dès 1883, parle d'un cas de méningite cérébro-spinale sporadique et primitive dans l'exsudat de laquelle il décela la présence de nombreux coccus. Il les décrit et les étudie : c'étaient surtout des diplocoques de forme ovale; ces diplocoques formaient parfois des chaînettes de deux ou trois membres. Malgré leur ressemblance avec les coccus que Klebs avait décrits, Leyden dit nettement qu'il croit pouvoir les en distinguer, et à

2

cause de leur forme et à cause de leur volume qui est un peu plus considérable.

Leichtenstern affirme avoir trouvé dans l'exsudat méningé de neuf malades ayant succombé à la méningite cérébro-spinale quelques agglomérations de coccus, soit isolés, soit couplés; il signale que, de ces coccus, les uns étaient libres, *les autres inclus dans des cellules de pus.* Des cultures furent faites en ensemençant l'exsudat sur gélatine et sur agar. Elles donnèrent des micro-organismes très disparates et des résultats fort embrouillés. En effet, les cultures étaient blanches, grisâtres, jaunes ou jaune-orange et fournirent « des bâtonnets très courts, des bacilles épais, des bacilles très déliés », et Leichtenstern lui-même considère ces trois espèces comme des micro-organismes de la putréfaction. Mais en revanche il attire l'attention sur une quatrième forme de culture qui a une grande importance : ici les coccus étaient presque tous des monococcus, mais il y avait aussi, çà et là, des diplocoques et même des chaînettes. Les éléments étaient de taille différente; les uns gros, les autres très petits. Les coccus avaient été isolés et l'auteur se proposait de faire des expériences sur les animaux; mais il n'a publié aucun résultat sur ce point.

Senger, au cours de ses recherches sur l'étiologie de la pneumonie, a vu cinq cas compliqués de méningite, dans l'exsudat et dans le liquide ventriculaire desquels il découvrit des coccus entourés d'une capsule colorée. Il fit des cultures et obtint un coccus identique à celui reconnu dans l'exsudat de la pneumonie. Cette culture prospérait à 20° et se déclara pathogène pour la souris.

A. *Fränkel* fit, en janvier 1886, une communication sur un cas de méningite cérébro-spinale avec pneumonie, et voici comment Weichselbaum relate cette note : « Dans l'exsudat de la pie-mère Fränkel put recueillir et cultiver un micro-organisme qu'il avait déjà trouvé dans un grand nombre de cas de pneumonies aiguës, et qui est identique à celui que j'ai dénommé moi-même le diplocoque de la pneumonie. » Un peu plus tard il observe un autre cas de méningite de la convexité chez un individu atteint de pneumonie au stade de l'hépatisation ; il trouve dans l'exsudat des méninges le même microbe qu'il cultive purement ; il est vrai que, malgré ses essais, il lui fut impossible de provoquer la méningite chez les animaux en se servant de ses cultures.

Immédiatement après la première communication de Fränkel, parut une notice de *Foa* et *Bordoni-Uffreduzzi* ; dans cette note il était question de quatre cas de méningite cérébro-spinale dont deux compliquées de pneumonie. Les auteurs trouvèrent un micro-organisme qui d'après la description qu'ils en firent était assimilable à celui de Fränkel, « c'est-à-dire, ajoute Weichselbaum, qui signale aussi cette communication, à celui que j'ai décrit comme le diplocoque de la pneumonie ».

Et c'est à cet élément que Foa et Bordoni-Uffreduzzi donnèrent le nom de méningocoque ; ils purent faire des cultures et déterminèrent une infection généralisée avec méningite cranienne et spinale par inoculation chez le lapin, tandis que *Sénator* et *Hénoch* n'obtinrent pas de

résultats positifs en employant un exsudat recueilli à
l'autopsie d'une méningite cérébro-spinale.

Tels furent les quelques travaux qui précédèrent le
mémoire dans lequel *Weichselbaum* déclare avoir trouvé
dans six cas étudiés de méningite cérébro-spinale « un
micro-organisme tout à fait différent » de ceux décrits
jusqu'alors, et pour lequel il propose le nom de diplocoque intra-cellulaire de la méningite, autrement dit
le méningocoque intra-cellulaire. Les six observations
sont très nettes au point de vue clinique, et furent
toutes contrôlées par l'autopsie qui montra qu'il s'agissait, sans aucun doute, de méningites cérébro-spinales
aiguës. Il est nécessaire d'entrer dans quelques détails
et de suivre Weichselbaum lui-même pour l'étude morphologique du micro-organisme, ainsi que pour la façon
dont il s'est cultivé, puisque c'est réellement la première
description du méningocoque.

Dans l'exsudat méningé et ventriculaire, on trouve un
assez grand nombre de coccus ordinairement disposés
deux par deux et légèrement aplatis par accolement;
chaque coccus figure en quelque sorte une demi-
sphère. Les uns sont libres, les autres contenus
dans l'intérieur des globules de pus, « ce qui les fait
ressembler à des gonocoques ». Les coques peuvent être
aussi groupés par quatre. Dans tous les cas, on
constate la présence des diplocoques hémisphériques,
mais on rencontre aussi de gros coques absolument sphé-
riques, qui, à un examen attentif, montrent, vers leur partie
moyenne, une ligne plus claire de séparation qui peut permettre de les considérer aussi comme des diplocoques.

A la température du laboratoire (de 15° et jusqu'à 20°) les microbes ne cultivent pas. A l'étuve, au bout de 48 heures, les cultures sont obtenues en surface sur agar-agar. Par piqûres, le développement se fait seulement à la surface.

Sur agar sec et incliné, on obtient des colonies « assez évidentes », plates, grises à la lumière incidente, d'un gris plus blanc par transparence.

Les réensemencements ne donnent pas lieu à des colonies très riches. Chaque point d'ensemencement se développe isolément et en 24 heures sur agar, on voit apparaître de petites colonies punctiformes, grosses comme des graines de pavot, et qui deviennent rarement plus étendues.

Sur pomme de terre, on n'obtient rien; sur plaques d'agar, les colonies profondes sont très petites, à peine visibles à l'œil nu; les superficielles sont plus grosses et d'un gris blanchâtre.

Une des particularités caractéristiques de ces cultures, c'est la perte rapide de la faculté d'être réensemencées (maximum 6 jours); souvent, dès le troisième réensemencement, c'est difficilement qu'on obtient une nouvelle culture. Mais ces nouvelles cultures ainsi obtenues redeviennent pour la plupart florissantes au bout de deux jours; donc, ce qu'il y aurait de mieux à faire pour les conserver serait d'attendre deux jours. « Si les espèces microbiennes des deux premiers cas, dit l'auteur, furent perdues, c'est qu'on ne connaissait pas encore ce détail. »

En examinant au microscope une culture, on trouve

des coccus isolés, la plupart par deux ou par quatre, souvent en petits amas. Les coccus isolés sont arrondis, les diplocoques sont aplatis par contact.

On peut observer des coccus plus gros, quelquefois même deux fois plus gros que les autres, mais, comme, le plus souvent, on trouve alors, vers la partie moyenne, une ligne de division, il est admissible que ces coques sont sur le point de se séparer, ou sont réellement séparés tout en restant en face l'un de l'autre.

Il faut insister sur ce caractère : que la plupart des coccus sont dans l'intérieur des globules de pus. Sur une coupe des méninges, on a aussi constaté que les coques étaient surtout à l'intérieur des cellules, et en nombre variable : un ou deux dans certaines cellules, dans d'autres six, huit, et même plus; quelques cellules en étaient littéralement remplies; « c'est à cause de ce caractère que Weichselbaum propose de donner au micro-organisme le nom de diplocoque intra-cellulaire de la méningite ».

A l'état frais, les coques se colorent bien avec la solution aqueuse de bleu de méthylène; sur les coupes, ils se colorent mieux avec le bleu de Lœffler; ils se décolorent par le Gram.

A côté de coccus bien colorés, il y en a d'autres moins colorés et plus petits; il s'agit probablement d'individus morts. « Il n'est pas toujours facile de déceler ces microbes sur les coupes, et il faut aussi remarquer que dans certains cas on trouve peu de coques dans les cellules; cela tient probablement à ce qu'un grand nombre d'entre eux sont morts ou sur le point de mourir », devenant ainsi difficiles à voir à cause de leur manque de coloration.

Dans une seconde partie de son travail, Weichselbaum rend compte de ses « expériences sur les animaux avec le diplocoque intra-cellulaire ». Il expérimenta sur des souris, des cobayes, des lapins et des chiens.

Les injections sous-cutanées furent toujours pratiquées sans résultat.

Les injections dans la plèvre et dans le péritoine furent positives : avec un demi-centimètre cube, deux dixièmes ou un dixième de centimètre cube, avec moins encore, toujours le résultat fut mortel. Les phénomènes qui survenaient étaient constants; 3 ou 4 heures après l'injection, l'animal cessait de marcher, refusait de bouger, puis la respiration devenait plus fréquente et, sans qu'il y ait de rémission, la mort survenait entre 36 et 48 heures. A l'autopsie, on constatait que la plèvre contenait un liquide louche et rougeâtre; dans certains cas, les poumons étaient simplement hyperhémiés, dans d'autres ils étaient hépatisés. Toujours la rate était augmentée de volume. L'exsudat contenait un grand nombre de coccus, les uns isolés, les autres groupés par deux ou par quatre. Ici, comme dans les exsudats observés directement chez l'homme, il y avait certains coccus beaucoup plus gros que les autres, des globules de pus renfermaient des coccus parfois en assez grand nombre pour remplir toute la cellule. Quelques éléments se coloraient mal et il n'était pas toujours facile de les distinguer des granulations protoplasmiques;

il s'agissait probablement, dit Weichselbaum, en reprenant l'idée qu'il a déjà émise, d'éléments dégénérés par l'action des cellules (phagocytose au sens que Metschnikof donne à ce mot). Dans le sang, dans le suc splénique, les coccus furent retrouvés, mais bien moins nombreux; le plus souvent libres, rarement intra-cellulaires.

Les injections dans le péritoine donnèrent naissance à une péritonite, avec liquide visqueux qui contenait des microbes.

Au cours des recherches faites sur les cobayes, on remarque que si certains animaux meurent entre 36 et 48 heures, d'autres résistent; on obtient bien une pleurésie avec exsudat abondant, mais il reste beaucoup plus pauvre en coccus que celui des souris, et la plupart des microbes sont intra-cellulaires; on ne put les retrouver ni dans le sang, ni dans la rate, dont le volume, d'ailleurs, reste normal. Trois cobayes injectés au moyen d'un mélange de bouillon et d'exsudat pleural, provenant d'une souris, restèrent indemnes.

Les lapins injectés dans la veine de l'oreille moururent, mais il fut impossible de déceler la présence des coccus.

L'injection d'un demi-centimètre cube, faite sous la dure-mère cranienne, après trépanation, détermina la mort d'un lapin sur trois. A l'autopsie, on put constater une forte hyperhémie des méninges et un foyer ramolli dans l'hémisphère droit. Les coccus, soit libres, soit le plus souvent intra-cellulaires, furent reconnus et leur culture donna le diplocoque intra-cellulaire.

Un chien résista à l'injection de deux centimètres cubes dans la plèvre.

Par injection sous-dure mérale, après trépanation, les chiens meurent au bout d'un nombre variable de jours. A l'autopsie, les méninges sont injectées, on trouve soit du sang coagulé, soit du pus au niveau du point trépané et des foyers cérébraux ramollis. On peut se demander si la mort et ces lésions n'ont pas été dues au simple traumatisme, parce que, si, dans certains cas, on a pu trouver au niveau des points cérébraux ramollis de nombreux coccus ressemblant au diplocoque intra-cellulaire, retrouvés également sur les coupes de cerveau durci, dans d'autres cas, malgré la présence de pus ou de liquide louche rougeâtre à la surface cérébrale, on ne trouva aucun coccus et les cultures restèrent stériles.

Quoi qu'il en soit, on peut affirmer avec Weichselbaum que le coccus s'est montré pathogène, dans une certaine mesure.

La même année, en 1887, *Goldschmidt* confirma le premier la description que Weichselbaum avait donnée du diplocoque intra-cellulaire; il dit s'être trouvé en présence « d'une variété de diplocoque présentant des qualités spéciales et superposable à celle de Weichselbaum ».

Ce qui donne un grand poids à ces deux observations, c'est que l'examen était fait en vue de découvrir le pneumocoque de Fränkel: or, cet espoir fut déçu et « je constatai, dit l'auteur, que ce que j'avais sous les yeux ressemblait beaucoup à ce que Weichselbaum venait de décrire, tandis que je ne trouvai aucune description semblable dans un autre travail ».

Ce coque ne se développe pas à la température de 15 à 20°; par ensemencement sur l'agar sec et mis à la température de 35°, on voit apparaître dès le lende-main un petit dépôt grisâtre; à l'étuve de 35 à 40°, avec ou sans glycérine, le coque se développe et, en 24 heures, la culture apparaît sous forme d'une bandelette d'un blanc grisâtre. Sur gélatine, il donne en 24 heures une très mince pellicule blanche; on obtient sur pomme de terre un dépôt grisâtre assez abondant. A partir du huitième jour, le réensemencement ne serait plus pos-sible.

L'examen microscopique de la culture permet de constater des diplocoques ronds, s'aplatissant par pression, se colorant bien avec les couleurs d'aniline et décolorés par le Gram.

Par l'inoculation sous-cutanée à la souris on n'ob-tient aucun résultat, mais l'injection dans la plèvre ou dans le péritoine tue l'animal et on peut retrouver dans le sang et les organes de nombreux diplocoques.

Si l'animal a résisté longtemps, il y a de nom-breux diplocoques dans les cellules, où ils présentent alors l'aspect de gonoroques; si l'animal résiste peu, on trouve moins de coques intra-cellulaires.

Dès 1889 un nouvel élément microbien fut mis en opposition aux précédents. *Bonome*, au cours d'une petite épidémie de méningite cérébro-spinale, trouva dans l'exsudat des méninges et dans les foyers de congestion pulmonaire un « streptocoque spécial » qu'il put isoler et cultiver. Il est à remarquer que ce streptocoque pousse mal en dehors de l'organisme animal et que sa virulence se modifie lorsqu'on le cultive sur milieux artificiels. Inoculé à la souris blanche et au lapin, ce micro-organisme provoquerait une réaction inflammatoire, mais il est pathogène à un très faible degré pour le cobaye et pour le chien. Bonome dit que ce streptocoque se distingue du pneumocoque et du méningocoque :

1° Par l'aspect de ses cultures sur agar qui prennent la forme de pelotes.

2° Il ne pousse pas sur sérum sanguin.

3° Il se reproduit difficilement après la cinq ou sixième génération.

4° Il ne détermine pas de septicémie chez la souris blanche.

5° Il provoque la septicémie chez le lapin, à l'autopsie duquel on retrouve des chaînettes d'éléments encapsulés.

Ce diplo-streptocoque encapsulé se différencierait, selon l'auteur, de tous les autres micro-organismes observés jusqu'ici au cours de la méningite cérébro-spinale. Doit-il être considéré, ainsi que le pense Bordoni-Uffreduzzi, comme une simple variété du diplocoque lancéolé ?

Pendant longtemps on n'entendit pour ainsi dire plus parler du diplocoque intra-cellulaire ; ce qui permit à *Jaeger* de dire, dans son étude sur l'étiologie de la méningite cérébro-spinale épidémique (1895), que ce qui frappe dans l'histoire de cette méningite, c'est que dans 60 ou 70 % des cas consignés dans la littérature on a trouvé comme agent pathogène le diplocoque lancéolé de Fränkel.

Bien plus, les auteurs qui reconnaissent avoir décrit d'autres agents pathogènes s'efforcent de les ramener à ce même pneumocoque.

Jaeger, au contraire, se propose de prouver que le pneumocoque de Fränkel et le diplocoque intra-cellulaire « représentent deux espèces essentiellement différentes quant à leurs divers caractères », et ce dernier microbe serait l'agent pathogène spécial de la méningite cérébro-spinale essentielle.

Il a étudié cinq cas personnels terminés par la mort et cinq autres cas lui ont été communiqués.

Sur simples frottis, en colorant par le violet de gentiane, il put constater des cellules de pus contenant très distinctement des diplocoques, beaucoup en étaient remplies. Ces micro-organismes offraient un aspect tout à fait comparable au gonocoque; quelques-uns n'épargnaient pas le noyau cellulaire. C'est sur les éléments qui empiètent ainsi sur le noyau d'une cellule qu'on distingue le mieux la capsule.

Sur certaines préparations, les coccus formaient des tétrades; en somme, toutes les constatations de Jaeger viennent confirmer la première et déjà si complète description de Weichselbaum. Cependant il met en lumière certaines particularités.

Sur des coupes, en colorant par le violet de gentiane un peu étendu, il a pu constater le diplocoque intra-cellulaire au niveau d'un abcès du cerveau.

Le Gram le décolore sur les coupes, mais « sur les préparations faites directement avec l'exsudat ou avec les cultures pures, il resterait coloré », et l'on voit des éléments nettement encapsulés.

Le milieu de culture qu'il avait choisi était l'agar glycériné, qui parut très propice; entre 37° et 38°, au bout de 24 heures, de petites colonies apparaissent; au bout de 48 heures, le développement est complet, la culture se présente sous forme de petits amas « en voile ». Par ensemencements successifs, le développement devient de plus en plus abondant, et les cultures ont pu être continuées dix et même dix-sept jours sur agar. Avec les cultures sur bouillon, on put atteindre quarante-trois jours et recommencer l'ensemencement sur agar glycériné. Examinées au microscope, les cultures laissent voir les microcoques formant des amas sans ordre; « la capsule observée sur les éléments des frottis n'existe pas ou fort peu ».

En continuant ses recherches, il put constater des chaînettes de quatre à six éléments et même, dans deux cas, des chaînes de vingt à trente éléments rappelant ainsi le streptocoque ou le diplocoque de Fränkel, et cependant ces chaînettes peuvent en être distinguées, car, par un examen attentif de préparations bien faites et pas trop colorées, on put voir que cette chaîne est divisée, suivant sa longueur, par une ligne claire qui rend compte de la disposition transversale des diplocoques.

L'accord est complet entre Jaeger et Weichselbaum au sujet des expériences sur les animaux : impossibilité d'infecter les animaux par injections sous-cutanées soit

des cultures, soit de l'exsudat méningé, mais les diplocoques injectés dans la plèvre et le péritoine donnent
naissance à une pleurésie fibrineuse et à une péritonite,
dans l'exsudat desquelles on peut retrouver le diplocoque; dans ce cas, souvent la culture est nécessaire pour
le déceler.

Heubner vint contrôler et confirmer les résultats
obtenus et leur donner l'appui d'expériences sur les animaux très bien conduites et poussées plus loin que celles
de ses devanciers. Après avoir reconnu sur les frottis
colorés au ziehl étendu les diplocoques et les tétra-
coques de forme demi-sphérique, très fortement colorés,
pénétrant souvent dans les cellules, il montra les préparations à Jaeger lui-même, qui déclara qu'on était bien
en présence du méningocoque. Les cultures ressem-
blaient à celles du pneumocoque, mais elles purent subir
un grand nombre de réensemencements.

Pour la première fois, il put cultiver le méningocoque
provenant du liquide céphalo-rachidien obtenu par ponction lombaire; il ensemença d'abord l'eau de condensation d'un tube d'agar; il mit à l'étuve 24 heures,
puis ensemença l'agar en inclinant le tube et obtint en
48 heures une culture très abondante; il put alors, avec
cette culture, ensemencer directement sur agar. La ressemblance avec les cultures de Jaeger était complète.
D'abord transparentes, en devenant plus riches,
elles prenaient une teinte blanc grisâtre. Sur gélatine
il obtint des cultures à la température du laboratoire,
mais elles poussaient lentement et pauvrement et s'éten-
daient peu en surface. Sur bouillon, apparait d'abord

un trouble diffus, puis un riche dépôt se produit. Il remarque comme Jaeger que sur agar les ensemence-ments successifs peuvent être continués d'une façon presque illimitée.

Au simple examen microscopique des cultures pures, on peut trouver une certaine ressemblance avec celles du streptocoque. On constate des chaînettes de quatre, six, huit et jusqu'à dix articles. Quand on colore très forte-ment, les éléments paraissent à un fort grossissement comme de petites sphères très régulières; mais avec une coloration plus convenable, ces apparences de sphères disparaissent pour laisser voir des diplocoques très nets (deux petits grains de café, séparés par un espace non coloré). C'est ainsi, d'ailleurs, que Jaeger les avait déjà vus et décrits.

Quant aux inoculations, il confirme que l'injection sous-cutanée est supportée par la souris, et que l'injec-tion d'un centimètre cube dans le péritoine entraîne la mort au bout d'environ trois fois 24 heures.

Le lapin s'est montré réfractaire aux inoculations intra-rachidiennes; sur quatre lapins et deux cobayes, on n'obtint pas de résultat; un autre cobaye mourut au milieu de convulsions, mais immédiatement après l'in-jection. Un chien qui avait reçu par ponction lombaire 1 centimètre cube d'une culture en bouillon de 24 heures eut de l'ascension de la température et se rétablit. On dut le sacrifier, et on constata qu'il n'y avait pas de pus. Des frottis montrèrent néanmoins des coques extra-cellulaires.

Heubner, pour essayer la virulence des cultures sur

les animaux, s'était mis à l'abri des infections secondaires en supprimant la trépanation et en employant la ponction lombaire; il trouva dans la chèvre un animal à réceptivité beaucoup plus grande, qui lui permit de mener plus loin d'intéressantes expériences. Le résultat fut positif, comme nous le verrons, et il produisit chez la chèvre une méningite cérébro-spinale complète et authentique, permettant de retrouver le méningocoque.

Tels furent les travaux importants qui résumèrent, jusqu'à il y a cinq ans, l'état de la question.

A partir de cette époque, les observations cliniques, les études bactériologiques se multiplient à profusion et beaucoup, il faut bien le dire, n'ont pas pour résultat d'élucider le problème; cependant des communications de valeur sont faites en Allemagne et en France.

Certains auteurs s'appliquent à éclairer un point particulier; c'est ainsi que *Scherer* retrouve le méningocoque dans les fosses nasales, espérant donner ainsi un nouvel élément de diagnostic.

Schiff reprend cette étude et montre qu'on peut rencontrer le même élément sur la muqueuse nasale d'individus sains. D'autres rapportent des cas intéressants mais exceptionnels.

Il faut mettre de côté ceux qui, sous prétexte d'éclairer l'étiologie de la méningite cérébro-spinale épidémique, rapportent des cas de méningites secondaires qui n'ont rien à voir avec la question. Les bactéries les plus diverses sont alors mises en avant.

En somme, les travaux peuvent se grouper en trois grandes classes : ceux qui tendent à conserver au pneumocoque un rôle prépondérant dans la pathogénie de la méningite cérébro-spinale ; ceux qui lui opposent le diplocoque intra-cellulaire; les troisièmes qui décrivent des formes intermédiaires.

D'après *Righi*, la méningite ne serait qu'un symptôme local d'une diplococcie généralisée, et cette opinion serait confirmée par *Quadu* et d'autres auteurs.

Fürbringer, *Kiefer* ont l'occasion de distinguer le méningocoque et le gonocoque dans deux cas étudiés séparément et également concluants.

Petersen, dans la relation d'une épidémie, démontre la longue vitalité et la conservation de virulence de l'agent microbien en dehors du corps humain.

Kister (de Kiel) fait paraître un bon mémoire sur le méningocoque intra-cellulaire, où il retrouve les caractères reconnus par ses prédécesseurs, mais fait remarquer l'absence possible de chaînettes dans les cultures et la difficulté des cultures en séries.

Urban, dans cinq cas étudiés de méningite cérébro-spinale, réussit à cultiver le méningocoque pur sur gélatine et aussi sur pomme de terre.

Kirchensky (de Moscou) trouve le méningocoque dans certains cas, mais aussi le pneumocoque, le streptocoque; il est vrai qu'il s'est contenté des examens microscopiques.

Paniensky, dans treize cas, ne trouva qu'un pneumocoque « d'une virulence très atténuée ».

Henke (Tubingen) étudie quatre cas; dans trois cas, il trouve le pneumocoque typique; dans le quatrième, Jaeger avait reconnu le méningocoque de Weichselbaum, mais

3

Henke y trouva un pneumocoque de Fränkel modifié, et qui rappelait le streptocoque pyogène.

En France, les travaux se multiplient. *Chantemesse*, comme conclusion de son étude, dit que la connaissance du germe de la méningite cérébro-spinale n'est pas déterminée d'une façon suffisante et qu'il est nécessaire que l'enquête se poursuive.

Netter, après avoir étudié dès 1887 les méningites à pneumocoques, retrouve, au cours de ses intéressantes recherches sur les petites épidémies de méningite cérébro-spinale ayant existé à Paris, soit le véritable pneumocoque, soit un diplocoque ayant les caractères du diplocoque de Weichselbaum. Il montre qu'il peut y avoir des méningites associées, et pense dans certains cas avoir pu reconnaître des formes de passage entre ces éléments ; le diplocoque intra-cellulaire serait une variété de pneumocoque, sans doute une forme dégénérée, atténuée. D'ailleurs, sans préjuger de l'individualité de l'organisme, Netter a retrouvé soit le pneumocoque, soit le méningocoque.

Une observation de méningite à méningocoque est publiée par Griffon à la Société de biologie, en juin 1899.

Jaeger, dans un très récent travail qui porte sur ses recherches depuis 1889, dans la population civile, et depuis 1881, dans l'armée allemande, a constaté que la méningite épidémique n'a jamais fait complètement défaut ; toutes les fois qu'elle touche à la population civile, elle atteint aussi l'armée. Il pense expliquer les cas isolés par ce fait que l'homme est peu susceptible au microbe, et parce que le microbe est doué d'une grande résis-

tance et capable de retrouver sa virulence. Il a réussi à
déceler le microbe dans l'urine d'un homme ayant succombé. En admettant que la présence du microbe dans
l'urine soit un fait constant, il serait très utile pour aider
le diagnostic et pour expliquer la dissémination de la
maladie.

Enfin, *Kamen*, dans son mémoire sur l'étiologie de la
méningite cérébro-spinale, formule cette conclusion que,
grâce au perfectionnement de la technique bactériologique, la valeur pathogène du diplocoque de Weichselbaum, opposé au pneumocoque, augmente tous les
jours.

ÉTIOLOGIE

Presque toujours la méningite épidémique a régné pendant la saison froide. Lorsque les épidémies ont, sur un même point, comme à Bayonne, duré plusieurs années, c'est avec des rémissions très marquées pendant la saison chaude. En Algérie, sa première apparition a coïncidé avec un abaissement marqué de la température. Au cours de la longue épidémie de Suède, la maladie s'éteignait en été pour reprendre en hiver; cependant, malgré tous ces faits incontestables, le froid ne peut être considéré que comme une cause favorable, mais non nécessaire; les épidémies d'été, pour rares qu'elles soient, ont été notées et la plupart des hivers rigoureux se passent sans méningite.

Faut-il tenir grand compte des causes, pour ainsi dire banales, de l'éclosion des maladies infectieuses? Dans le cas présent, il semble que non. Laveran peut affirmer que les conditions d'encombrement, si favorables au développement du typhus, ne jouent aucun rôle dans l'étiologie de la méningite cérébro-spinale. L'insalubrité des habitations n'a pas non plus une grande importance, car on a signalé des épidémies dans des casernements en très bon état, tandis que d'autres, considérés comme moins salubres, furent respectés, et

cela quelquefois même lorsqu'ils étaient dans le voisi-
nage des premiers.

Par contre, les prédispositions individuelles sont des
causes de premier ordre. On sait que les épidémies ont
sévi dans la population militaire, surtout sur les recrues;
dans la population civile, sur les enfants. L'arrivée des
jeunes soldats apporte un aliment certain à l'épidémie.

Quand l'élément civil a été seul atteint, comme par
exemple en Suède et en Amérique, huit des malades
sur 10 étaient âgés de moins de vingt ans. A New-
York, en 1872, sur 975 malades, il y eut 700 enfants de
moins de dix ans.

Il n'y a pas lieu de s'étonner de ces constatations,
puisqu'on sait que les maladies infectieuses et conta-
gieuses frappent les soldats à la manière des enfants
et que l'épidémiologie militaire et l'épidémiologie infan-
tile ont beaucoup de points de ressemblance.

Au-dessous d'un an, l'immunité est loin d'être absolue.
Heubner, qui rapporte des observations chez l'enfant,
dit que les nourrissons sont fréquemment atteints; il
relate des cas constatés authentiques à l'autopsie et qui
étaient survenus à sept et à huit mois. D'une façon
générale, c'est la seconde enfance et l'adolescence qui
sont particulièrement prédisposées; mais on observe
des cas à tous les âges, même après la cinquantaine.

La maladie est importable; sa propagation au loin,
par les changements de garnison, rend le fait indéniable. Mais, sur ce point, elle se comporte avec certains caractères qui lui sont propres; ainsi, la marche
de son invasion ne rappelle en rien celle des grandes

épidémies, comme le choléra ; elle ne s'étend pas d'une manière continue ; cette discontinuité dans la diffusion du mal est un caractère qui se rencontre constamment dans l'histoire de toutes les méningites épidémiques.

Il est exact de dire qu'elle fait, d'après son génie propre, des épidémies très limitées et peu denses. Sur de nombreux points antérieurement atteints, elle se réveille après une période de silence plus ou moins longue, et on la voit aussi constituer des foyers dans des endroits qui, jusque-là, avaient été épargnés et qui étaient séparés les uns des autres par des points indemnes.

La méningite cérébro-spinale est-elle contagieuse, au sens propre du mot ? La constatation, non douteuse, de contagion d'individu à individu n'est pas fréquente. A Genève, « même lorsque le mal frappait deux malades dans une même maison, il apparaissait au même moment et ne s'était pas transmis d'un malade à un autre ». On a pu signaler plusieurs exemples de personnes qui, venant d'un point où la méningite était méconnue, en étaient atteintes dans la ville où une épidémie avait régné alors même qu'il n'y avait plus un seul cas en activité.

Les observations de plusieurs auteurs s'opposent à l'idée de contagion. Dans l'épidémie de New-York de 1893, Berg ne put trouver un seul cas où l'on pût reconnaître la contagion nettement. La maladie, au contraire, s'installe dans des quartiers éloignés les uns des autres, comme Netter l'a aussi remarqué dans la petite épidémie de Paris. Quand Schultz s'applique ?

relater des cas de contagion dans une école, ses observations ne prouvent qu'une seule chose, c'est que, dans ces faits, la méningite a été prise au même lieu.

Petersen, au contraire, dans plusieurs cas observés à Berlin, montre entre eux une certaine relation, soit qu'il y ait eu contact personnel, soit contagion par un intermédiaire.

Les cinq observations de Kohlmann, destinées à établir que la méningite cérébro-spinale est contagieuse, prouvent, en outre, que les germes peuvent être transportés et disséminés par le linge ou les vêtements. Richter conclut de certaines observations que la maladie est réellement contagieuse et il ajoute « que la période d'incubation est d'environ cinq jours ». Petersen pense que trois ou quatre jours sont suffisants. Enfin Assimis (d'Athènes) a vu une infirmière contracter l'affection en soignant les malades.

En résumé, les observations de contagion évidente sont rares, et, si elle existe, elle ne doit avoir lieu que dans certains cas particuliers, tels que ceux où l'on voit survenir des lésions nasales ou otiques, avec sécrétions, dans lesquelles on a d'ailleurs pu reconnaître la présence des éléments pathogènes; on comprend alors aisément que les personnes ou les objets à portée soient infectés. Quoi qu'il en soit, la contagion n'est pas l'élément important dans la diffusion de la méningite cérébro-spinale.

PATHOGÉNIE

Les causes que nous venons d'énumérer ne peuvent être que purement occasionnelles; aucune d'elles ne fournit la solution vraie du problème pathogénique; c'est à la bactériologie de la donner. Et, en effet, la méningite épidémique, maladie infectieuse, est forcément liée à l'existence d'un microbe, qui a son siège de prédilection dans les méninges.

On l'avait d'abord rapprochée des maladies typhoïdes, et elle porta longtemps le nom de typhus cérébro-spinal. Jaccoud, qui lui garde ce nom, dit cependant : « Quoique le poison morbigène nous soit inconnu dans sa nature et son origine, nous pouvons affirmer qu'il diffère totalement des poisons générateurs du typhus abdominal et du typhus. » On ne peut pas dire plus nettement que l'étiquette qu'il conserve à la maladie est mal choisie.

Tandis qu'on cherchait à déterminer la nature de la méningite, tous les auteurs remarquèrent sa coexistence avec d'autres maladies infectieuses, et cherchèrent à l'en rapprocher. La multiplicité même des maladies qu'on signale à cet effet aurait dû rendre circonspect sur la conclusion à en tirer. La fièvre typhoïde, l'impaludisme, le typhus exanthématique, la fièvre récurrente, la rougeole, etc., pour éliminer tout d'abord les moins importantes, furent tour à tour mises en avant. A Breslau, en

1879, on a signalé 50 cas de méningite cérébro-spinale à côté d'une épidémie de fièvre récurrente; il n'en fallut pas davantage pour en tirer « une notion étiologique de valeur ».

Mais d'autres maladies infectieuses méritent une plus grande considération; telles sont : la scarlatine, la grippe et la pneumonie.

C'est Laveran qui veut rapprocher la méningite cérébro-spinale des fièvres éruptives et de la scarlatine en particulier; il semble même la considérer comme une manifestation scarlatineuse. « Il est possible, dit-il, que dans certaines conditions, et en particulier sous l'influence du refroidissement, la scarlatine se localise sur les méninges, de même qu'elle se localise chez certains malades sur les plèvres, le péricarde ou les séreuses articulaires. » D'ailleurs, les épidémies de méningite auraient coïncidé avec des épidémies de scarlatine; la maladie a le même mode de début, l'exanthème est scarlatiniforme. Mais combien fréquentes sont les observations qui montrent que la scarlatine n'est nullement nécessaire à l'apparition de la méningite épidémique.

Plus nombreux sont les auteurs qui attachent de l'importance à la présence de cas de grippe évoluant en même temps que des méningites. Les uns vont jusqu'à considérer la méningite comme une des manifestations protéiques d'une épidémie grippale. Qu'on ait constaté fréquemment l'existence simultanée des deux maladies, que des symptômes cérébro-spinaux apparaissent au cours de la grippe, cela est évident, et prouvé par de nombreux mémoires; mais il serait témé-

raire d'en conclure qu'on se trouve dans ces sortes de
cas en présence de « grippes cérébro-spinales ». Sans
aller aussi loin, d'autres auteurs veulent voir dans la
grippe un élément probablement nécessaire à l'apparition de la méningite épidémique ; c'est l'opinion ré-
sumée dans le travail de Camiade (thèse de Paris 1899).
Il s'appuie sur ce que, dans la plupart des épidémies
de méningite, décrites par les auteurs, on retrouve la
grippe au point de départ ; « celle-ci est presque toujours l'expression de la constitution médicale régnante ;
on la voit accompagner la première épidémie des
Landes. A mesure que la grippe est mieux connue, sa
coïncidence avec la méningite épidémique apparaît
encore plus fréquente et des relations de tels faits sont
innombrables ». Dans les dernières observations faites à
Bayonne, toujours on voit la grippe apparaître un peu plus
tôt que la méningite et disparaître un peu plus tard. La
petite épidémie de méningite signalée à Paris par Netter
paraît s'être montrée également sous l'influence de la
grippe.

Tout cela est vrai, mais est-il justifié d'en conclure
que la grippe, et même, en élargissant le débat, toute
autre maladie infectieuse soit nécessaire pour le développement de la méningite ? Ce que l'on peut admettre,
c'est qu'une maladie infectieuse est susceptible de modifier le terrain pour permettre aux micro-organismes
d'acquérir une virulence suffisante pour devenir pathogènes ; la notion émise est alors exacte, mais dans ce
sens seulement.

Quant aux rapports avec la pneumonie, Hiart, déjà en

1837, signalait la coïncidence de « la pneumonie atonique et du typhus ataxo-adynamique ». Ensuite, on a montré que les deux maladies suivaient les mêmes courbes de variation. Dans une même caserne, on constate à la fois et des pleuro-pneumonies et des méningites épidémiques. Fréquemment, chez le même individu, on a rencontré la même coexistence. On peut faire remarquer que la pneumonie s'observe dans des endroits où la méningite cérébro-spinale est totalement inconnue. Dès lors, il faudrait bien admettre que les causes sont différentes si l'on veut conserver la notion que la pneumonie franche aiguë est due à un agent unique.

Il ne suffit pas de certaines ressemblances cliniques, ou d'une certaine coïncidence épidémiologique, pour identifier deux maladies, mais il est difficile de négliger complètement ces rapprochements pour ce qui est de la pneumonie. Quelques auteurs ne font-ils pas du pneumocoque l'agent pathogène spécifique de la méningite épidémique, et quand d'autres, comme Weichselbaum, leur opposent le méningocoque, ne voit-on pas survenir une troisième opinion, qui a été soutenue par Netter, tendant à faire du méningocoque un pneumocoque dégénéré? Et c'est ainsi que nous retrouverons encore le même débat sur le terrain bactériologique. Nous chercherons à élucider cette question, en étudiant les agents pathogènes des méningites cérébro-spinales aiguës et en déterminant l'importance qu'il convient d'accorder à chacun d'eux.

Quelle est maintenant la porte d'entrée du microbe? Déjà en 1884, Weichselbaum avait émis une opinion à laquelle on tend à se ranger aujourd'hui. Il avait eu l'occasion d'observer deux cas de méningites fibrino-purulentes au cours d'une pneumonie, et il a relaté ces deux cas dans son travail intitulé : *L'Étiologie des inflammations pulmonaires et pleurales*. Après avoir constaté des coccus encapsulés, non seulement dans l'exsudat pneumonique, mais encore dans l'exsudat méningé et le liquide ventriculaire, il remarqua un processus inflammatoire très intense du côté des fosses nasales et de leurs dépendances; constatation qui lui fit émettre l'hypothèse que l'agent infectieux était parti de ces points pour de là passer dans le crâne. A propos d'une autre observation, l'auteur, après avoir signalé d'importantes modifications des fosses nasales, allant jusqu'à l'infiltration purulente de cette région, revient sur la même idée et pense que dans ce cas l'agent pathogène est aussi parti du nez, pour pénétrer dans les méninges. Plusieurs années auparavant, il avait attiré l'attention sur « certaines phlegmasies du nez qui peuvent conduire à la méningite » et il en concluait déjà qu'il est utile d'examiner le nez et ses dépendances.

Strümpell et Weigert font des remarques analogues; d'après Strümpell, la méningite débuterait même par un rhume intense qu'il considère comme la règle, et Weigert, au cours d'une autopsie, trouva du pus à la partie supérieure des fosses nasales, avec inflammation de la muqueuse pituitaire.

Scherer ne considère pas seulement les cas où il y a des lésions macroscopiques de la muqueuse nasale; il fait à leur niveau des recherches bactériologiques qui lui montrent la présence du méningocoque dans le mucus nasal. Il se proposait de trouver, de cette façon, un élément de diagnostic, mais le fait n'en vient pas moins corroborer l'opinion pathogénique que nous émettons. Il en conclut d'ailleurs lui-même que dans la méningite cérébro-spinale, l'infection peut se faire, dans un certain nombre de cas, par les voies respiratoires supérieures.

On a incriminé une autre porte d'entrée : la trompe d'Eustache et l'oreille moyenne, car il y a fréquemment concomitance d'une otite. Zaufal, Hertzog en citent des exemples; Netter également.

Les conjonctives ont aussi été mises en cause; mais les conjonctivites purulentes semblent plutôt être des complications survenant au cours de la méningite épidémique qu'une porte d'entrée pour l'infection.

Dans des observations récemment publiées par des auteurs américains, comme le Mémoire sur l'épidémie de Boston 1898, on retrouve très souvent signalée la présence des éléments pathogènes au niveau de la muqueuse nasale excoriée et enflammée.

Reste à élucider le mécanisme intime de pénétration employé par les éléments pathogènes pour venir ensemencer le liquide céphalo-rachidien. On s'était contenté d'incriminer, soit la voie sanguine, et, sans aucun doute, dans nombre de cas, c'est elle qui est suivie; soit la voie lymphatique. Scherer avait bien dit : les microbes aspirés sont pris par les leucocytes, puis charriés dans le cerveau et les méninges; mais sur ce dernier point la démonstration n'était pas faite et cette affirmation est incomplète. Cela ressort des recherches de Sicard ; nous nous reportons à sa thèse sur ce point. Pour lui, « quand l'infection du liquide céphalo-rachidien se fait par ensemencement direct, le système lymphatique considéré comme voie éloignée d'apport caraliculaire ne joue aucun rôle dans le mécanisme de cette infection. Des leucocytes isolés et émigrés des cavités très contiguës (nasales, oculaires, auriculaires) peuvent seuls, sous l'effet d'une réaction pathologique de ces cavités, favoriser par leur migration l'ensemencement de ce liquide... car il est permis de rejeter l'opinion classique qui fait ouvrir, à l'état normal, les gaines lymphatiques péri-vasculaires dans les cavités sous-arachnoïdiennes ».

L'enveloppe arachnoïdo-pie mérienne est « un véritable sac clos et le liquide céphalo-rachidien un liquide tout à fait à part ». Comment l'élément bactérien pénétrera-t-il jusqu'à lui ? Autour des capillaires et des petits vaisseaux des centres nerveux est adossée une gaine circulaire lymphatique ; or, le liquide céphalo-rachidien entoure bien les vaisseaux artériels à leur entrée dans le parenchyme nerveux, « mais il les entoure à l'aide d'une seconde gaine plus externe qui, à l'état physiologique, ne communique pas avec la gaine lymphatique. A l'état pathologique, on comprend combien aisément les leucocytes ou les microbes pourront émigrer en plus ou moins grand nombre du vaisseau dans la première gaine lymphatique, puis de là dans la deuxième gaine, pouvant ainsi se disséminer aisément à tout le liquide céphalo-rachidien ». Les conceptions ainsi énoncées ne sont pas purement hypothétiques, elles résultent de coupes faites à la suite d'inoculations de particules d'encre de Chine dans le liquide céphalo-rachidien ; coupes sur lesquelles on a pu suivre la migration et la dissémination des particules étrangères. On va comprendre maintenant les voies possibles d'infection. Dans l'infection par voie sanguine, « si les leucocytes de la gaine périvasculaire sont incapables de lutter, l'infection se fait rapidement à la seconde gaine du liquide céphalo-rachidien ; celui-ci, par ses mouvements de va-et-vient, va disséminer les microbes, phagocytes ou non, sur toute la membrane pie mérienne (1) ».

Sous l'influence de l'inflammation, des leucocytes isolés, vecteurs d'éléments microbiens, peuvent sans suivre une voie lymphatique préétablie, cheminer et pénétrer jusqu'au niveau du liquide céphalo-rachidien, qu'ils ensemencent alors directement. Toutes ces considérations trouvent leur intérêt dans l'histoire du mécanisme pathogénique des méningites infectieuses.

---

(1) SICARD. Thèse de Paris, 1900.

SYMPTOMES

C'est rapidement qu'il faut donner un tableau clinique d'ensemble, quitte à revenir ensuite sur divers symptômes en particulier, tant sont nombreuses les manifestations qui résultent de l'infection générale et de son retentissement d'élection sur le système nerveux cérébro-spinal.

Brusquement la température s'élève, atteint et dépasse 40°; elle est accompagnée d'un frisson unique et violent ou de frissons répétés, puis apparaissent des vomissements, des douleurs de tête qui constituent une céphalalgie d'une violence extrême, arrachant au malade des plaintes ou des cris; la raideur caractéristique de la nuque survient; cet état constitue une première période que les auteurs ont coutume d'appeler période irritative ou période d'excitation. Déjà les éruptions cutanées les plus diverses ont pu se montrer. Le délire se manifeste violent ou tranquille, continu ou intermittent, plus marqué la nuit. L'hyperesthésie va jusqu'à la douleur.

Dans la seconde période, dite paralytique ou de dépression, la stupeur succède à l'agitation des premiers jours, pour aller jusqu'au coma terminal; la face est pâle, l'insensibilité remplace l'hyperesthésie, les pupilles se dilatent, la dyspnée augmente de plus en plus,

les muscles contracturés se paralysent; lorsque la mort
n'est pas trop rapide, on peut suivre l'extinction pro-
gressive de l'activité musculaire dans les muscles de la
respiration, et la mort arrive par asphyxie. Le pouls, qui
avait pu être ralenti, devient fréquent et irrégulier à
l'approche de la mort. La température peut s'élever au
delà de 42° (L. Laveran).

Dans les cas qui se terminent par la guérison, la défervescence se fait en général lentement, les symptômes
nerveux disparaissent peu à peu, l'évolution a duré
alors deux ou trois semaines; mais si la terminaison
doit être fatale, elle survient plus rapidement, vers le
huitième ou dixième jour.

Dans une forme légère ou abortive, les symptômes
sont frustes, à peine ébauchés, et tout peut se réduire
à une fièvre de courte durée, avec vomissements, céphalalgie légère, raideur de la nuque.

Dans une forme foudroyante, les malades tombent,
pour ainsi dire, directement dans le coma, et la mort
peut survenir en 10 ou 12 heures.

Telle est la description classique, qui ne rappelle
qu'imparfaitement la réalité des faits. Pour ne considérer que la marche, le plus souvent la maladie a une
évolution plus longue et c'est en cela qu'elle se distingue
des autres méningites aiguës, et l'on peut dire avec
Heubner que « s'il est vrai que la méningite cérébro-
spinale épidémique peut évoluer d'une façon foudroyante, de toutes les méningites purulentes elle est,
en somme, la seule qui peut durer des semaines et
même des mois ».

4

Parmi les symptômes qui constituent ce tableau clinique de la méningite cérébro-spinale, il en est quelques-uns sur lesquels nous allons revenir.

Et tout d'abord, le début ne se montre pas toujours
identique. Si la plupart des auteurs affirment que les
prodromes sont rares, que la scène s'ouvre par un
frisson violent et l'élévation de la température, il faut
bien dire que dans nombre d'observations il en est
autrement. L'individu peut être frappé brusquement,
en pleine santé; cela n'est pas rare. « Des militaires, dit
Tourdes, tombaient comme foudroyés et l'on transpor-
tait à l'hôpital, dans un état des plus graves, des hommes
qui peu auparavant faisaient leurs exercices sans se plain-
dre. » Cela est certain, mais nous devons faire ressortir
qu'il peut y avoir avant les symptômes dramatiques de
la période d'état des symptômes moins bruyants qui,
sans constituer une véritable période prodromique, ne
sont pas à négliger. Cela résulte de la lecture attentive de nombreuses observations. Dans les trois cas que
Netter rapporte dans sa clinique sur le diagnostic de la
méningite cérébro-spinale, ce fait est évident; il s'agit
d'enfants, et dans la première observation, pendant une
huitaine de jours, il y a eu des vomissements; la fillette
se plaignait de fatigue dans les jambes, puis brusquement, un matin, on s'aperçoit qu'elle ne peut plus parler,
et, dans l'après-midi, la mère se rend compte qu'elle
traîne la jambe droite en marchant et qu'elle ne peut plus
se servir du membre supérieur droit. Dans la seconde
observation, il y eut aussi certains signes avant l'apparition de convulsions et de l'attitude en chien de fusil qui

fit porter le diagnostic de méningite ; il est vrai que dans ce cas on avait reconnu la présence d'une broncho-pneumonie préexistante. Dans la troisième observation, ce n'est qu'après dix jours, pendant lesquels on avait remarqué de la fatigue, des douleurs dans les genoux, que l'enfant fut prise d'un frisson, de fièvre, de céphalalgie et de vomissements.

En relisant les observations d'Heubner qui portent également sur des enfants, on peut faire les mêmes remarques ; on voit un malaise général précéder dans un cas, pendant quatorze jours, l'apparition des vomissements et de la raideur de la nuque. Dans un autre cas, c'est cinq semaines auparavant qu'il y avait eu quelques vomissements, un peu de raideur de la nuque, quand brusquement se sont montrés des symptômes plus nets de méningite cérébro-spinale confirmée. Ce ne sont pas là des méningites qui ont évolué avec une période de rémission, mais bien des méningites dont le début insidieux pouvait passer inaperçu.

La céphalalgie ne manque jamais ; elle est constatée chez tous les malades qui peuvent en rendre compte ; elle occupe le front et les tempes ; le plus souvent sa violence arrache des cris aux malades ; certains, suivant l'expression de Tourdes, sont « enragés par le fait de la douleur ». Elle s'étend en arrière vers la nuque, elle est permanente, mais avec de violentes exacerbations qui, la nuit, font pousser au malade le cri hydrencéphalique.

La rachialgie peut être ou limitée, et alors elle est toujours plus prononcée aux lombes, ou bien s'étendre sur toute la longueur de la colonne vertébrale ; la pression des apophyses épineuses est parfois intolérable et peut aller jusqu'à faire apparaître des mouvements convulsifs généralisés.

L'hyperesthésie est cutanée et musculaire, plus intense au niveau des membres inférieurs, et quand il y a des douleurs irradiées, c'est également à leur niveau qu'elles siègent. Elle apparaît de bonne heure et peut être généralisée.

Les contractures musculaires donnent naissance à ce symptôme si important en l'espèce : la raideur de la nuque, sur lequel nous aurons à revenir. La contracture peut envahir les muscles rachidiens, empêcher tout mouvement. Quand elles sont partielles, elles peuvent s'accompagner de soubresauts des muscles et des tendons, mais allant rarement jusqu'à des mouvements convulsifs. Les véritables convulsions ne se montrent guère que chez l'enfant.

Sans être de règle, les paralysies ne sont pas exceptionnelles ; elles apparaissent surtout quand la maladie se prolonge, ou même dans la période de convalescence seulement ; on peut voir alors les phénomènes paralytiques se prolonger longtemps ; dans un cas de guérison, il persistait encore des vestiges d'une paralysie faciale quatre mois après la disparition des phénomènes aigus ; rarement elles sont complètes et presque toujours elles sont temporaires.

Les symptômes cérébraux, qui sont constants, varient depuis le délire le plus violent jusqu'au coma. Chez quelques-uns le délire est d'une telle violence qu'il

nécessite le ligotage et même la camisole de force;
chez d'autres, il est plus tranquille et ne se manifeste
que par une sorte de chuchotement. Les auteurs américains qui donnent la relation de l'épidémie de Boston, 1898, remarquent « qu'il apparaît tantôt au début,
tantôt à la période d'état de la maladie, et ne semble
pas être d'un pronostic toujours fâcheux ».

Les vomissements sont la règle absolue; il est exceptionnel de rencontrer une observation où ils ne soient
pas signalés; ils se montrent d'une façon très précoce,
constituant un signe du début; ils cessent ordinairement
à une période plus avancée. Toutes les observations de
Weichselbaum, d'Heubner, de Jaeger, souvent peu expli-
cites au point de vue clinique, relatent néanmoins l'existence de ce signe qui, s'il n'a rien de bien caractéristique, est d'une constance absolue. Les vomissements
peuvent persister et compromettre la nutrition, même
pendant la convalescence.

Comme au cours de toute méningite, on peut constater
la raie méningitique et la rétraction du ventre; mais la
constipation est ici beaucoup moins fréquente; Heubner
signale un cas dans lequel, après des alternatives d'amélioration et d'aggravation, une diarrhée incoercible vint
emporter le petit malade. Il s'agissait d'un enfant d'un
an et demi.

L'examen des yeux permet de remarquer soit la dilata-
tion, soit le rétrécissement, soit l'inégalité des pupilles;
elles réagissent mal ou pas à la lumière; de la photophobie, du nystagmus, ont été constatés; dans les cas
prolongés on a vu survenir du strabisme, de la chute de

la paupière supérieure. D'autres phénomènes oculaires doivent être étudiés comme complications.

Les mouvements respiratoires en dehors de la concomitance d'une pneumonie ou de l'apparition d'une broncho-pneumonie sont plus ou moins troublés, ralentis ou accélérés, irréguliers; on peut constater le rythme de Cheyne-Stokes.

Les éruptions ont une grande valeur clinique, et si elles ont été rares chez les malades que Netter a observés à Paris, elles se sont montrées à peu près constantes dans diverses épidémies. Leur nature est éminemment variable, depuis le simple érythème jusqu'aux éruptions vésiculeuses et même bulleuses; elles passent par les aspects les plus différents : éruptions morbilliformes, scarlatiniformes, ortiées, taches rosées, sudamina, taches ecchymotiques, pétéchies, purpura et surtout herpès.

L'herpès a été observé dans la moitié des cas et même plus. Dans certaines épidémies il est noté pour chaque malade; c'est aux lèvres qu'il apparaît le plus fréquemment, mais on peut le voir au menton, aux oreilles, aux joues, sur le tronc, sur les membres.

Au cours de certaines épidémies, ces exanthèmes ont été si constants et si prononcés, qu'en Irlande et en Amérique la maladie a été désignée parfois sous les noms de « purpuric fever » et de « spotted fever ».

La marche de la température n'a rien de caractéristique; le plus souvent elle s'élève brusquement jusqu'à 40° et au-dessus; elle persiste ainsi entre 39°5 et 41°, pour s'élever encore au moment de la mort; mais quelquefois il peut y avoir une apyrexie presque complète ou bien simplement quelques légers mouvements fébriles. Quand la durée de la maladie se prolonge, la courbe est irrégulière, avec des rémissions et de brusques reprises; le type intermittent a été signalé. Quand la guérison a lieu, on peut dire que c'est toujours lentement que se fait la défervescence.

Le pouls ne présente pas non plus de caractère précis; on le trouve, soit ralenti, soit accéléré; il est très variable d'un moment à l'autre, quelquefois irrégulier, et sa fréquence n'est pas en rapport avec la fièvre. En effet, la discordance entre le pouls et la température est des plus fréquentes. L'examen du sang a montré de l'hyperglobulie avec diminution du taux de l'hémoglobine, accompagnée de leucocytose. Les urines présentent ou non de l'albumine, et restent abondantes.

La paralysie isolée de la vessie n'est que rarement constatée en dehors de l'apparition d'une paraplégie.

On comprend que tous ces signes sont sous la dépendance de l'infection d'une part et de la réaction du système nerveux cérébro-spinal d'autre part.

Trois symptômes méritent d'être étudiés avec plus de détails :

La raideur de la nuque;

Le signe de Kernig;

La ponction lombaire qui doit devenir un véritable symptôme, et non des moindres, de la méningite épidémique, puisque c'est le seul qui permettra un diagnostic complet.

Raideur de la nuque.

La raideur de la nuque est si caractéristique que lors des premières épidémies on a dénommé vulgairement la maladie « crampes de la nuque ». En Suède et 'n. Norvège, plusieurs dénominations populaires dérivent de ce symptôme et en Allemagne, elle lui a valu le nom de « Genick-Starre », rigidité de la nuque. On peut dire qu'elle existe ou qu'elle a existé dans tous les cas. Souvent, quand les auteurs ne la retrouvent pas, c'est qu'au moment de leur examen, elle a disparu. Netter fait remarquer que « quelques-uns de ses malades n'ont pas présenté trace de cette rigidité et laissaient au contraire tomber la tête à peu près inerte »; c'est probablement parce que les muscles de la partie posté-rieure du cou étaient entrés dans la période de para-lysie; et d'ailleurs, il reconnait lui-même qu'en repre-nant attentivement l'interrogatoire, il a, dans certains cas, pu obtenir cette notion précieuse de la contraction de la nuque du début. Heubner appuie de toute son autorité l'importance absolue de ce signe; il en note la grande constance, il dit que le plus souvent cette raideur est « très prononcée et persistante ». Dans les autres méningites purulentes provenant, par exemple, d'une suppuration de l'oreille, ou consécutive à une pneumonie ou à toute autre maladie infectieuse, elle n'est pas du tout constante et est très rarement aussi prononcée.

Dans la méningite cérébro-spinale, on la voit aug-

menter à chaque recrudescence, disparaître momenta-
nément au moment des améliorations, pour ne plus revenir quand la guérison est complète; dans les méningites tuberculeuses on est bien loin de rencontrer ce
signe avec la même netteté.

Dans les observations de Weichselbaum, on voit ce
symptôme revenir avec régularité, et l'auteur semble y
attacher une importance assez prépondérante pour lui
permettre d'établir le diagnostic clinique.

Elle est due très probablement à une contracture réflexe des muscles de la nuque, notamment du splénius.
La tête se trouve immobilisée dans la rectitude, plus ou
moins renversée en arrière; lorsque le malade est
couché, cette attitude est moins appréciable. Si le
malade essaie de fléchir la tête ou si l'on cherche à
déterminer cette flexion, le symptôme apparaît aussitôt
avec plus de netteté. Les mouvements latéraux de rotation peuvent être conservés. Si la raideur est très
accusée, la tête est tout à fait fléchie en arrière en véritable opisthotonos. Cette attitude est accompagnée de
douleurs très vives plus pénibles que la céphalalgie
elle-même. Dans certains cas, le signe n'est que
passager et, quand la maladie arrive à une période plus
avancée, la raideur peut être remplacée par une paralysie
des muscles de la nuque que bien des observateurs ont
constatée après Leyden.

Signe de Kernig.

Le signe de Kernig, du nom du médecin russe qui
l'indiqua pour la première fois, en 1882, constitue un

des symptômes les plus utiles des méningites cérébro-
spinales, sans toutefois préjuger de leur nature.

Il consiste dans l'impossibilité d'obtenir l'extension
complète des genoux dans la position assise; c'est « une
contracture de flexion », dit Netter, auquel on doit d'a-
voir vulgarisé en France la connaissance de ce symptôme, et de l'avoir placé au rang important qu'il mérite
d'occuper.

Ce signe, qui n'est généralement pas noté dans les
ouvrages classiques, ou bien qui n'y est signalé que
pour en diminuer la valeur, existe dans 90 % des cas de
méningite et n'existe que dans les méningites, à part
quelques exceptions qui demanderaient d'ailleurs à être
contrôlées. Sa valeur paraît donc indéniable, et il faut
savoir gré à Netter d'avoir mis en lumière ce signe clinique, tandis qu'il poursuivait ses recherches bactériologiques sur la question.

Dans son travail, Kernig dit qu'il observe depuis longtemps déjà, au cours des méningites quelles qu'elles
soient, un phénomène particulier auquel on paraît n'a-
voir prêté avant lui que peu d'attention et qui lui semble
avoir une importance très grande : c'est la production
d'une contracture ou flexion des jambes, quelquefois
même des bras, quand on fait asseoir les malades. Dans
le décubitus dorsal, en général, il n'y a pas de contractures des extrémités, et, s'il se produit une flexion des
membres accidentelle ou habituelle comme dans l'attitude « en chien de fusil », on n'a pas de peine à ramener les membres dans l'extension ; au contraire, dans la
position assise, dit Kernig, la contracture est manifeste

et maintient l'attitude en flexion; de plus, si l'on cherche
à redresser les membres au delà d'un angle de 135° et
même quelquefois de 90°, on éprouve une résistance
très nette qu'il est difficile et parfois impossible de
vaincre. Si l'on recouche le malade, si on le fait lever
les contractures disparaissent; il ne faut pas confondre
ces contractures déterminant l'attitude en flexion avec
la simple contracture de la nuque ou la cambrure de la
nuque et du dos, qui, elles aussi, sont plus accusées
dans l'attitude assise. L'auteur considère ce signe
comme se montrant dans les maladies inflammatoires
des méninges seulement.

L'étude critique de ces faits et d'autres signalés à
leur suite est reprise et complétée dans une clinique
de Netter à laquelle nous nous reportons. Le symptôme
s'est manifesté dans toutes les méningites où Kernig l'a
recherché. Plusieurs auteurs ont après lui retrouvé ce
signe. Hénoch l'a vu manquer dans certains cas de
méningites. Dans la thèse d'A. Friis, de Copenhague,
sur cent dix cas de méningites cérébro-spinales
épidémiques, soixante fois on a recherché le signe de
Kernig, cinquante-trois fois il a été trouvé; son
absence n'a été considérée comme certaine que trois
fois. Plus tard, le même auteur, à l'occasion d'une
épidémie moins violente, a découvert ce signe vingt et
une fois sur vingt-six.

Netter l'a recherché d'une façon systématique dans des
cas divers de méningite, il l'a trouvé présent vingt-
trois fois et ne l'a vu manquer que dans deux méningites. Dans certains cas, soit frustes, soit d'interpré

tation clinique, délicate et obscure, soit compliqués, le signe de Kernig est venu d'une façon brillante éclairer le diagnostic. Il faut citer un cas très caractéristique : « Chez un malade, dit Netter, qui présentait tous les signes d'une fièvre typhoïde, y compris l'agglutination, nous avons constaté le signe de Kernig en l'absence de symptômes de méningite. Cependant, à l'autopsie de ce sujet, qui a succombé à une perforation intestinale, nous avons constaté, en même temps, à côté des lésions de la fièvre typhoïde du troisième septennaire, la présence d'une méningite cérébro-spinale due aux staphylocoques associés au bacille d'Eberth. Ce cas fournit un argument en faveur de la haute portée du signe de Kernig. »

Le signe peut persister plus ou moins longtemps au cours de la convalescence; il peut donc permettre un diagnostic rétrospectif.

Comment donner la raison pathogénique de ce signe? Les réponses qui ont été faites à cette question sont peu satisfaisantes; pourquoi le signe de Kernig apparait-il seulement au cours de la méningite? Quelle influence l'attitude assise peut-elle avoir sur la contracture? Friis tend à admettre que la production du symptôme est due à l'excitation des nerfs qui partent de la queue de cheval et sont entourés par l'exsudat méningé.

Comme conclusion, on ne saurait mieux faire que de suivre le résumé que Netter lui-même donne de ses appréciations (1) : « Le signe de Kernig, contracture de

_____

(1) Netter. *Bull. et Mém. Soc. méd. des Hôpitaux de Paris*, 1898.

flexion, consiste dans l'impossibilité d'obtenir l'extension complète du genou quand le sujet est assis, alors que cette extension se fait très aisément quand le sujet est couché.

« C'est un symptôme des plus constants, puisqu'on le retrouve dans les 9/10 des cas.

« Il n'a été, jusqu'ici, retrouvé d'une façon certaine que dans les méningites.

« Le signe de Kernig persiste habituellement pendant toute la durée de la méningite, et on l'a vu persister dans la convalescence. Il peut cependant disparaître plus tôt, ou n'exister que d'une façon intermittente.

« L'absence du signe de Kernig, au moins un certain temps, ne permet pas absolument de repousser le diagnostic de méningite. »

Ces notions sont indispensables; souvent la simple connaissance de l'existence d'une épidémie de méningite fera rechercher le signe de Kernig, et ce signe suffira à dépister une méningite qu'on verra contrôlée par la ponction lombaire.

La ponction lombaire.

La ponction lombaire avait d'abord occupé un rang dans l'expérimentation et dans les essais thérapeutiques; l'importance des renseignements qu'elle peut donner au cours des méningites cérébro-spinales fait qu'on doit désormais la considérer comme un symptôme.

Quincke (de Kiel) pratiqua pour la première fois, en 1890, la ponction lombaire. Il se proposait de faire dis-

paraître les conséquences de l'exagération de la tension
du liquide ventriculaire. La décompression du cerveau
pouvait peut-être influer favorablement sur l'évolution
de certaines maladies; ainsi se trouva créée la « lumbal
punction » dont on devait parler si souvent, surtout en
Allemagne, et d'une façon si contradictoire.

Les résultats thérapeutiques furent en somme peu
favorables et l'opération aurait peut-être été rapidement
oubliée si, à sa valeur thérapeutique incertaine, les cli-
niciens n'étaient venus ajouter une valeur diagnostique
indéniable.

La technique opératoire de Quincke est simple : il
fait coucher le malade sur le côté, les jambes repliées
sous le corps, dans une attitude telle que la colonne vertébrale soit aussi infléchie que possible; il se sert d'un trocart fin de 1 millimètre de diamètre et même de o millim.6
seulement, qu'il enfonce au-dessous de la troisième ou
de la quatrième vertèbre lombaire. Chez l'adulte, il faut
ponctionner à 5 ou 10 millimètres de la ligne médiane et
pénétrer à la hauteur du tiers inférieur de l'apophyse
épineuse en se dirigeant en avant et en dedans; de cette
façon on atteint la dure-mère sur la ligne médiane. La
profondeur à laquelle l'instrument doit être enfoncé
varie entre 5 et 7 centimètres. Chez l'enfant, où l'on n'est
pas gêné par la résistance du ligament inter-épineux, on
enfonce directement l'aiguille sur la ligne médiane;
l'opération est facile, les apophyses épineuses étant diri-
gées presque horizontalement; la profondeur à laquelle
il faut pénétrer dépend de plusieurs causes et varie,
suivant l'âge du sujet, entre 2 centimètres et 2 cent. 1/2;

chez un enfant de deux ans, on peut dire qu'elle est de
2 centimètres.

Le manuel opératoire a été un peu modifié par Chipault; il pratique la ponction *lombo-sacrée*, dans l'espace
qui sépare la cinquième vertèbre lombaire de la première
vertèbre sacrée; ce cinquième espace se trouve au niveau
du cul-de-sac arachnoïdien inférieur, « véritable réser-
voir de liquide céphalo-rachidien ». Le trocart employé
a 10 centimètres de long et 1 à 2 millimètres de diamètre; l'instrument doit pénétrer tout près du bord
supérieur de la première apophyse sacrée et être dirigé
en haut et en dedans vers la ligne médiane.

Fürbringer adopte la ponction sacro-lombaire de Chipault en pénétrant sur la ligne médiane, comme le veut
Lenhartz; de plus, il fait prendre au malade la position
assise et inclinée en avant. Netter indique aussi cette
position comme un bon moyen d'élargir le champ opératoire.

Pour continuer à employer la ponction lombaire
comme moyen d'investigation clinique, puisque c'est encore à ce rôle qu'elle semble se restreindre actuellement,
une première question se posait : Est-elle dangereuse?

Fürbringer a relaté plusieurs cas de mort. Braun a
réuni une série d'accidents. Krönig vit un de ses malades,
atteint immédiatement après la ponction d'apnée et de
battements de cœur, succomber quelques heures après;
il considère pour sa part « la ponction lombaire comme
une opération dangereuse et dit qu'il ne faut la pratiquer
qu'en prenant les plus grandes précautions ». On doit
aussi mentionner un assez grand nombre d'accidents

n'étant pas allés jusqu'à entraîner une issue fatale. Il
faut remarquer que ces rares accidents portent sur un
très grand nombre d'observations : plus de cent pour
Fürbringer, plus de trois cents pour Lenhartz. En outre,
la possibilité de les voir survenir diminue de façon à
devenir pour ainsi dire nulle, si l'on ne pratique la ponction lombaire que comme moyen de diagnostic, et c'est à
ce point de vue que nous nous plaçons ici. En effet, en
examinant les cas malheureux, on trouve qu'ils se sont
produits chez des urémiques, chez des malades porteurs
d'anévrismes ou bien encore chez des malades atteints
d'affections cérébrales chroniques qui avaient déterminé
une haute tension du liquide céphalo-rachidien; ils peuvent dès lors s'expliquer par une décompression trop
brusque et trop considérable. Dans ces cas, il est aisé de
comprendre que le cerveau a acquis une certaine tolé-
rance pour les pressions élevées et qu'on ne saurait sans
danger revenir brusquement à la pression normale. Si
au contraire le cerveau a été soumis à une pression trop
élevée, mais seulement pendant un court laps de temps,
comme cela a lieu notamment dans la méningite cérébro-
spinale, on peut dire que tout danger disparaît et que le
fait de prélever quelques centimètres cubes de liquide
céphalo-rachidien, bien suffisant pour servir aux examens,
ne peut avoir aucun inconvénient; cela résulte de toutes
les observations publiées et de toutes les discussions
soutenues à ce sujet. On peut se demander si la position
assise et inclinée en avant donne plus de chance de voir
survenir des phénomènes dangereux. Fürbringer ne
croit pas qu'on puisse lui attribuer les cas de mort subite.

Certainement la pression augmente très sensiblement suivant la position du malade. D'après Krönig, chez un sujet couché sur le côté, la pression est de 125 millimètres, tandis que dans la station assise la pression atteint 410 millimètres. En limitant la rapidité de l'écoulement et en ne retirant que peu de liquide, on se met à l'abri de tout danger; mais pourquoi ne pas conserver la position couchée, qui chez la plupart des adultes permet facilement l'opération et qui chez l'enfant la rend presque toujours possible? L'enfant couché sur le ventre sur les genoux d'un aide qui s'applique à faire saillir la région lombaire se trouve dans une situation tout à fait favorable à la pénétration du trocart.

Comme conclusion, on doit dire que Kernig avait raison d'affirmer la facilité et la bénignité de la ponction lombaire en s'appuyant sur des données anatomiques et physiologiques. La moelle ne risque pas d'être lésée, chez l'adulte, elle ne dépasse pas la deuxième vertèbre lombaire, chez l'enfant d'un an elle descend jusqu'à la troisième vertèbre lombaire, de sorte qu'on ne court aucune chance de la léser en pénétrant entre les lames de la troisième et de la quatrième vertèbre lombaire ou au-dessous. S'il ne faut pas s'exagérer les services que la ponction lombaire est susceptible de rendre au point de vue thérapeutique, sa valeur diagnostique est indiscutable. On ne peut partager l'opinion émise par Stadelmann qui, après l'avoir pratiquée un grand nombre de fois, arrive à conclure qu'elle peut être nuisible, qu'on n'obtient jamais d'action curative, et que les renseignements qu'elle peut donner pour le diagnostic sont

restreints. Au contraire, nous verrons combien elle
vient en aide pour s'assurer, non seulement de l'existence d'une méningite cérébro-spinale, mais aussi de
la nature même de cette méningite; et pour cela, il suffit
de retirer une très petite quantité de liquide céphalo-
rachidien, ce qui met à l'abri, comme le fait bien
remarquer Netter, des accidents tels que les paralysies
ou la mort subite.

COMPLICATIONS

Les complications ne sont pas rares au cours de la méningite cérébro-spinale épidémique quand la durée de la maladie est assez longue pour leur permettre de se constituer. Chez un de nos malades il existait à la fois une pleurésie purulente, une arthrite purulente et une double otite suppurée.

Les reins, le foie sont les organes le moins souvent atteints; la néphrite et l'ictère ont cependant été signalés. Le cœur est respecté en général, et la myocardite est rare. Du côté du poumon, nous ne reviendrons pas une fois de plus sur la fréquence de la pneumonie. De nombreuses autopsies relatent la présence dans le parenchyme pulmonaire de foyers de broncho-pneumonie disséminés, plus ou moins volumineux, pouvant aller depuis l'hépatisation jusqu'à la purulence, et on a retrouvé au niveau de ces lésions l'élément pathogène identique à celui qui existait dans l'exsudat méningé.

L'infection a une préférence marquée pour les séreuses et donne naissance à des péricardites, des pleurésies dont l'exsudat tourne rapidement à la purulence. Les complications qui précèdent peuvent se rencontrer dans toute maladie infectieuse; il en reste d'autres qui dans la méningite cérébro-spinale se montrent plus spé-

cialement : les arthrites, les inflammations du nez et de
la gorge, des oreilles et des yeux.

Déjà les anciens observateurs avaient remarqué les
manifestations articulaires, plusieurs malades auraient
eu les articulations gonflées, au point de simuler la
goutte ou le rhumatisme articulaire aigu. Dans la suite,
les auteurs comprennent que ce sont de véritables arthrites, conséquence directe de la méningite. Les
genoux sont le plus fréquemment atteints et tous les
symptômes de l'arthrite apparaissent, la douleur, le
gonflement, la rougeur, la fluctuation. Les autopsies
prouvent qu'on est presque toujours en présence d'une
arthrite purulente. L'examen bactériologique du liquide
a été très rarement pratiqué. Friis, qui l'a fait une fois,
n'a pu y rencontrer aucun organisme. Fronz, en ponc-
tionnant d'une façon précoce l'articulation tibio-tar-
sienne d'un enfant de deux ans et demi, peut reconnaître de nombreux méningocoques; dans d'autres
articulations atteintes successivement, le résultat fut
négatif; au moment où l'autopsie fut faite, l'arthrite
à méningocoques était presque complètement guérie
tandis que les autres, probablement dues à une affection
secondaire, étaient en pleine activité.

Dans notre cas, le liquide séro-purulent retiré par la
ponction du genou n'a permis de reconnaître aucune
forme microbienne à l'examen direct et les ensemencements sont restés négatifs.

Par complications du côté du nez et de la gorge, il ne
faut pas entendre le simple coryza du début ou une
angine, mais les lésions plus profondes d'une véritable

rhinite purulente, qui peut s'accompagner de sphacèle de la muqueuse. Au niveau de la gorge, on a signalé des ulcérations aphteuses, des abcès de l'amygdale ou même une pharyngite gangreneuse. On a retrouvé, à l'autopsie, des abcès de l'amygdale dans lesquels le pus montra la présence du diplocoque intra-cellulaire.

Dans toutes les épidémies, les troubles du côté de l'ouïe ont été cliniquement notés avec la plus grande fréquence; anatomiquement ils ont été constatés dans presque tous les examens. Les désordres nerveux sont de divers degrés. Le nerf auditif est généralement hyper-hémié, entouré d'un exsudat louche ou purulent, le pus pénètre dans la gaine du nerf, les fibres nerveuses sont en dégénérescence. Les symptômes consistent en tinte-ments et bourdonnements d'oreilles accompagnés d'une diminution de l'acuité auditive plus ou moins accusée; les douleurs, d'intensité variable, peuvent être insuppor-tables. L'infiltration purulente venue des méninges semble suivre les lymphatiques qui accompagnent les vaisseaux et le nerf auditif lui-même; l'exsudat s'étend ainsi au limaçon, au vestibule, aux canaux demi-circulaires; en pénétrant dans la caisse, il fait naître une otite moyenne suppurée. Il ne faut pas confondre ces complications auriculaires avec des otites primitives qui auraient dé-terminé secondairement une méningite. Dans un cas seulement, l'examen du pus recueilli par ponction du tympan permit de retrouver des diplocoques qui se dis-tinguaient du pneumocoque et qui étaient probablement le diplocoque intra-cellulaire; mais le streptocoque et le pneumocoque sont les éléments qui paraissent constants.

Nous examinerons plus en détail les complications oculaires qui nous ont paru particulièrement intéressantes au cours de la méningite cérébro-spinale épidémique. Sur plusieurs points nous avons eu recours à la compétence du Dᵣ Morax, ophthalmologiste des hôpitaux. Ces complications dont quelques-unes peuvent se ranger parmi les symptômes attirent l'attention par leur multiplicité et par leur fréquence. Elles ne relèvent pas toutes de la même pathogénie et il y a lieu d'établir une distinction absolue entre deux catégories de manifestations.

Certains troubles sont la conséquence directe de l'inflammation méningo-encéphalique : tels sont les troubles oculo-moteurs et pupillaires et la névrite optique. A côté de ces troubles nerveux à proprement parler, puisque la cause, l'inflammation microbienne, agit sur les nerfs oculo-moteurs ou optiques, on rencontre aussi des manifestations métastatiques dans les membranes oculaires et notamment dans la choroïde, déterminant une infection oculaire qui se propage des méninges à l'œil par la voie sanguine et qui de la choroïde ou de la rétine, son point de fixation primitive, peut gagner les autres tissus du globe oculaire et se terminer par panophthalmie.

La contraction tonique des muscles qui se traduit habituellement par la raideur de la nuque peut se manifester également du côté des muscles oculo-moteurs et donner lieu à un strabisme convergent ou divergent, parfois même à du nystagmus. Randolphe a insisté sur la fréquence du strabisme divergent et, sur trente-cinq observations, il n'a jamais vu que cette forme qui serait, non un strabisme par paralysie de la troisième paire, mais par spasme de la sixième paire cranienne.

Les paralysies de l'oculo-moteur sont beaucoup plus rares : sur 27 cas examinés par Schirmer, cet auteur n'a constaté qu'une fois une paralysie de la troisième et de la sixième paire. L'autopsie montre qu'elles étaient dues à une propagation de l'inflammation sur le tronc de ces nerfs.

Strümpell, Jaffé, ont également décrit des troubles oculaires dans la méningite cérébro-spinale. Leichtenstern en a observé 29 cas; il note que la paralysie de la sixième paire est la plus fréquente des paralysies des nerfs craniens. Les troubles du côté de l'oculo-moteur commun sont excessivement rares. Dans un cas, on a noté du ptosis bilatéral, avec inégalité pupillaire et paralysie de l'oculo-moteur. Dans un autre fait à évolution lente, il se produisit une parésie de tous les muscles oculaires avec ptosis.

Dans un cas, où cliniquement on n'observait que de la paralysie de la sixième paire, des deux côtés, on a constaté à l'autopsie que tous les nerfs craniens étaient entourés d'un exsudat purulent.

Wilbrandt et Senger ont observé une femme atteinte de méningite cérébro-spinale avec cécité, surdité, paralysie oculo-motrice multiple et ptosis unilatéral. Le cas se termina par la guérison.

Quant aux symptômes observés du côté du nerf optique, on a noté dans un certain nombre de faits l'existence d'une névrite optique bilatérale.

S'agit-il d'une névrite par stase analogue à celles qu'on observe dans les néo-formations extra-craniennes ou d'une névrite par infection du nerf optique, comme celles que l'on produit expérimentalement en infectant les méninges avec le streptocoque ou le pneumocoque? C'est un point que les investigations bactériologiques n'ont pas encore élucidé, mais nous serions tentés d'invoquer cette pathogénie en faisant remarquer que les symptômes névritiques sont rarement aussi développés que dans la névrite œdémateuse.

Quelques jours après le début des manifestations méningées, ou parfois même dès leur apparition, on voit se produire d'un côté, rarement des deux, un chémosis moyen de la conjonctive bulbaire, accompagné d'un trouble du vitré. Il se produit de l'iritis avec hypopion léger et disparaissant assez rapidement. Le trouble du corps vitré ne tarde pas à donner à l'examen ophthalmologique le reflet jaunâtre des suppurations oculaires. Le globe oculaire est mou et peu douloureux. Avec la diminution de l'injection, l'œil devient encore plus mou, la cornée s'éclaircit. Il se développe souvent ultérieurement une cataracte (Axenfeld). Rarement la suppuration intra-oculaire aboutit à la panophthalmie et à la perforation du globe. En somme, le processus suppuratif après une évolution de quelques jours tourne court et l'étendue seule des lésions dégénératives empêche la restitution ad integrum. Markusy, Weeks ont néanmoins cité des cas où l'inflammation oculaire métastatique s'était terminée par panophthalmie, mais comme tous les malades qui ont présenté ces troubles ont guéri, nos connaissances anatomiques sur la nature de ces lésions intra-oculaires sont très limitées.

Parmi les plus fréquentes des complications oculaires, il faut noter la conjonctivite purulente; on a pu, dans certains cas, retrouver dans le pus l'élément pathogène, le pneumocoque et le méningocoque en particulier.

DIAGNOSTIC

On peut passer rapidement et ne faire que citer certaines maladies qui ont fait commettre des erreurs de diagnostic, telles que les fièvres éruptives, les convulsions simples chez l'enfant, voire même l'impaludisme ou le typhus exanthématique, qui ont donné lieu à des observations discutées, mais il est nécessaire de s'arrêter en particulier sur le diagnostic de la méningite cérébro-spinale avec le tétanos, la grippe, la fièvre typhoïde, la méningite tuberculeuse et les autres méningites aiguës.

Pour distinguer le tétanos, on doit se rappeler que le trismus, qui est un symptôme primordial de cette affection, est, dans la méningite, accidentel et rarement intense. Dans le tétanos, la céphalalgie manque, les vomissements sont rares, l'intégrité de l'intelligence est conservée. La distinction n'en reste pas moins quelquefois difficile, comme le prouve une observation de « méningite cérébro-spinale simulant le tétanos » (Leroux et Viollet; *Presse Médicale*, décembre 1898). Le malade présentait un véritable opisthotonos, des paroxysmes douloureux; l'hyperesthésie de la peau était extrême, la température atteignait 40°. La lucidité était parfaite. Le diagnostic de tétanos fut d'abord posé, puis rectifié en celui de méningite cérébro-spinale qui fut reconnu exact par l'autopsie et les recherches bactériologiques. Mais, dans cette observation, bien des signes cliniques restaient en faveur de la méningite; la raideur de la nuque était très prononcée, tandis que le trismus n'existait qu'à un léger degré; et, si l'intégrité de l'intelligence était conservée, il n'y avait pas de dysphagie accentuée; enfin la température allait en décroissant.

La grippe, dans sa forme nerveuse, n'est pas toujours facile à distinguer, surtout si l'on se souvient que la méningite épidémique apparaît souvent pendant l'évolution d'une épidémie de grippe. La céphalalgie est violente dans les deux affections, ainsi que l'hyperesthésie cutanée; des phénomènes d'agitation, le délire sont également remarquables et on peut voir survenir dans la grippe des contractures douloureuses des muscles et même des mouvements convulsifs. L'embarras peut être grand; néanmoins, quand les cas sont bien observés, on remarquera que la marche des deux affections est différente, que les symptômes oculaires, si fréquents dans la méningite, n'existent pas dans la grippe. Le signe de Kernig manque; la contracture également. Avec les moyens cliniques ordinaires on pourra le plus souvent faire le diagnostic.

La fièvre typhoïde, surtout dans sa forme ataxo-adynamique, qui mérite quelquefois le nom de forme spinale, peut donner le change. La diarrhée, la douleur de la fosse iliaque, le début moins brusque restent en faveur de la fièvre typhoïde, ainsi que l'apparition des taches rosées, bien qu'elles aient été signalées comme forme d'éruption dans la méningite épidémique. Il ne faut pas tenir compte de la spléno-mégalie qu'on rencontre presqu'avec la même constance dans les deux maladies. La courbe de la température viendra le plus souvent trancher la question. Mais, dans certains cas, il y a des symptômes qui peuvent faire hésiter au moins pendant quelques jours; Rendu en a signalé plusieurs exemples; chez un de ses malades on avait constaté des épistaxis, une céphalalgie continuelle, de l'insomnie accompagnée d'un délire doux et tranquille, un peu de gargouillement dans la fosse iliaque droite, de la diarrhée ocreuse et fétide, qui devaient nécessairement faire penser à une dothiénentérie; cependant il n'y eut pas de taches rosées et la raideur de la nuque devint très nette et fut accompagnée de rachialgie; il se montra une inégalité pupillaire accentuée et l'on constata le signe de Kernig. L'autopsie et l'examen bactériologique prouvèrent qu'on était bien en présence d'une méningite cérébro-spinale. D'ailleurs, le séro-diagnostic révélera la fièvre typhoïde; ou la ponction lombaire, la méningite cérébro-spinale.

La méningite tuberculeuse ne sera pas souvent confondue, au moins dans sa forme classique; son invasion est plus lente, sa marche plus traînante; elle s'accompagne d'une moindre réaction fébrile; les troubles nerveux auxquels elle donne lieu n'ont pas, sauf peut-être la céphalalgie, une intensité aussi violente. Cependant la confusion est possible, car les symptômes et la marche peuvent ne pas fournir des renseignements suffisants. L'apparition d'une éruption est en faveur de la méningite cérébro-spinale. Le diagnostic est exposé à rester en suspens, même après la ponction lombaire, puisque Netter a rapporté des cas indéniables où la méningite spinale était accompagnée de tuberculose. C'est chez les enfants surtout que la confusion aura lieu.

La prédominance d'un signe en particulier deviendra, dans certains cas, la cause d'une erreur, au moins temporaire ; c'est ainsi que les vomissements du début chez l'enfant en particulier ont été pris pour de simples troubles gastriques.

La douleur et la raideur de la nuque peuvent faire penser à un mal de Pott cervical, comme cela a eu lieu pour un des malades de nos observations. Le début, en effet, n'avait pas été très bruyant, on ne constatait que de la raideur de la nuque et de la faiblesse des jambes, mais la température était très élevée, le renversement de la tête en arrière très accusé et, à un examen attentif, si la pression au niveau de la colonne vertébrale était douloureuse, on ne trouvait ni déformation osseuse ni empâtement. Ce cas rappelait aussi le rhumatisme cervico-vertébral, et il a fallu l'apparition d'autres symptômes méningitiques et la ponction lombaire pour établir avec fermeté le diagnostic de méningite cérébro-spinale.

Quand les phénomènes nerveux ne sont pas très accusés, on peut se croire en présence d'une coxalgie, d'une otite compliquée de mastoïdite, d'une arthrite du genou, comme chez un de nos malades qui avait été, tout d'abord, reçu dans un service de chirurgie. En présence de toutes ces hésitations, la recherche du signe de Kernig fera souvent reconnaître la méningite. Ce n'est qu'exceptionnellement qu'on se trouvera embarrassé au sujet soit d'un tubercule cérébral, soit de phénomènes de méningisme, soit d'accidents hystériques. On pourra

confondre la forme apoplectique avec une hémorragie
cérébrale ou cérébelleuse. Enfin la maladie passera forcément inaperçue dans des faits analogues à ceux rap-
portés par Rendu, où au cours d'une pneumonie évoluait
une méningite qui ne se révélait par aucune manifestation.

Le diagnostic de méningite une fois posé, et cela grâce
aux symptômes que nous avons énumérés, et surtout
grâce à la constatation de la raideur de la nuque et du
signe de Kernig, sera-t-il possible de déterminer en présence de quelle forme de méningite aiguë on se trouve?
Malgré certaines particularités cliniques, le problème est
encore insoluble, surtout si la notion d'une épidémie régnante fait défaut; or, lorsqu'il survient deux ou trois
cas isolés, comme ceux qu'on signale de distance en distance dans l'armée et la population civile, il est le plus
souvent impossible d'affirmer qu'il s'agit d'une petite
épidémie. Ces difficultés devaient engager les observateurs à trouver d'autres moyens d'investigations; c'est
ainsi qu'on fut amené à rechercher de nouveaux éléments
de diagnostic dans l'examen bactériologique du mucus
nasal, du sang, de l'urine, et surtout du liquide céphalo-
rachidien obtenu par la ponction lombaire.

Scherer ayant remarqué la fréquence du coryza et des
inflammations de la muqueuse nasale eut l'idée d'examiner bactériologiquement ces cavités pour y découvrir
l'élément pathogène et en particulier le méningocoque;
les résultats qu'il a donnés étaient encourageants. Sur
18 malades atteints de méningite, il a toujours reconnu le
méningocoque dans les fosses nasales; en insistant sur

ce fait que plus la recherche est précoce, plus on a de chances de rencontrer le diplocoque. Pour augmenter la valeur de ces constatations, l'auteur examina les sécrétions de 5o individus sains ou atteints d'une autre maladie que la méningite cérébro-spinale et il ne trouva que deux fois le méningocoque. D'autres auteurs confirmèrent ces données ; mais, par contre, certains observateurs, tels que Schill, relatent la présence du diplocoque intra-cellulaire de Weichselbaum dans les fosses nasales d'individus non méningitiques ou bien atteints de méningites tuberculeuses pures et simples, et cela dans une assez forte proportion. Heubner l'a aussi rencontré chez deux malades atteints de méningites mixtes tuberculeuses et à méningocoques. Devant de telles constatations, Netter a repris ces recherches, et ne leur accorde pas toute la valeur qui leur était attribuée. C'est un moyen d'investigation de plus, mais il est loin de pouvoir servir toujours.

L'examen bactériologique du sang et des urines est plus important d'après Netter ; il a pu obtenir trois fois le développement du méningocoque dans le bouillon ensemencé avec le sang, lequel avait été pris, chez un malade, dans la veine, et chez deux autres à la pulpe de l'index. L'examen des urines recueillies pendant la vie ne lui a pas permis de cultiver le microbe, mais il était présent dans les cultures de l'urine recueillie sur les cadavres ; fait que Jaeger a aussi constaté. On comprend l'importance qu'il y aurait, au point de vue du diagnostic, à déceler la présence de l'élément pathogène dans les urines avant la mort.

Reste à considérer la valeur diagnostique d'un moyen

beaucoup plus précieux : la ponction lombaire. Il semblerait qu'elle ne doit pas être mise en doute, puisqu'elle permet de pousser aussi loin qu'il est nécessaire les recherches dans le liquide céphalo-rachidien lui-même. Là, devait se trouver la solution ultime de la question et la possibilité de déterminer la nature de l'élément pathogène en cause. Cependant elle a été discutée.

Tout d'abord, la ponction peut rester négative, même quand l'aiguille a pénétré dans le canal rachidien; peut-être faut-il alors incriminer l'épaisseur de l'exsudat. Dans certains cas, on ne rencontrera aucune bactérie, sans que l'on soit autorisé à rejeter le diagnostic de méningite suppurée; Statelman fait ces objections dans une communication, et va jusqu'à conclure que « la ponction lombaire n'a pas une grande utilité en ce qui concerne le diagnostic des affections méningées ». On ne saurait partager cette manière de voir. D'ailleurs, en Allemagne, les nombreuses discussions qui ont eu lieu à ce sujet laissent à la ponction lombaire sa grande valeur diagnostique et Netter, en France, en a bien fait ressortir toute l'importance. Le liquide ainsi obtenu, même en très petite quantité, permettra de nombreuses investigations: sa couleur, son degré de limpidité, la présence ou l'absence de sédiments, sa teneur en albumine, qui est plus forte quand il y a méningite, donneront quelques renseignements, en tenant compte de ce fait, qu'un liquide clair n'entraîne pas la certitude de l'absence de toute méningite. En effet, on savait déjà que l'exsudat est habituellement peu trouble dans la méningite tuberculeuse; mais Netter fait remarquer avec raison qu'il peut rester transparent, et cela assez fréquemment, lors même qu'il s'agit d'une méningite franchement suppurée; de plus, l'aspect peut varier chez un même malade suivant l'époque où la ponction aura été faite. Ce n'est pas exceptionnel, comme semblent le penser les auteurs allemands. Il est donc nécessaire de ne pas se contenter, pour établir le diagnostic, d'un simple examen macroscopique; une étude bactériologique complète est indispensable. Elle permettra, dans la plupart des cas, de reconnaître l'élément microbien en cause et d'atteindre ainsi le véritable terme d'un diagnostic complet d'où il pourra résulter un pronostic plus précis.

PRONOSTIC

La notion de la gravité extrême de la méningite épidémique est surtout mise en évidence par les auteurs
qui ont eu à traiter la question il y a quelques années
déjà.

La moyenne de la mortalité a été fixée à 61 % dans
la population militaire, 65 % dans la population civile;
on l'a fait s'élever jusqu'à 90 % dans certaines épidémies. A côté de ces chiffres, on voit Hirsch lui assigner
une moyenne de 37 %.

La grande variation de ces moyennes doit pouvoir
s'expliquer, et, d'après L. Colin, on peut invoquer la
facilité avec laquelle certaines statistiques admettent
les cas abortifs; la fréquence des pneumonies dans certaines épidémies; la proportion variable des enfants;
les conditions antérieures mauvaises du milieu atteint.
Il faudrait ajouter aux raisons ainsi énoncées que, lors
des premières épidémies, on reconnaissait mal les cas
légers ou anormaux, et enfin que l'élément pathogène
peut acquérir une virulence variable suivant les épidémies, comme cela peut avoir lieu pour toute maladie
infectieuse, car on voit des statistiques qui relèvent un
nombre suffisant de cas ne donner que 50,40 et même
seulement 30 % de morts.

En somme, il est difficile d'établir d'une façon fixe la

gravité de la maladie, et si l'examen même des épidémies récentes nous montre qu'elles ne furent pas très
meurtrières en France, l'étude des épidémies observées
en Amérique prouve, au contraire, que la méningite cérébro-spinale peut prendre une allure plus grave que
celle constatée actuellement, et cela sans qu'il soit nécessaire de faire intervenir des complications exceptionnelles, ou bien d'invoquer la coexistence d'une autre
maladie infectieuse.

Le pronostic est plus sérieux chez les enfants au-
dessous de trois ans; la seconde enfance et l'adolescence résistent mieux. Dans un cas donné, il est presqu'impossible de préjuger du dénouement. Certains
symptômes peuvent cependant faire prévoir une terminaison fatale; tels sont : les convulsions, les vomissements répétés à une époque déjà avancée de la maladie, et surtout la petitesse et l'irrégularité du pouls.
D'une façon générale, plus l'invasion est brusque et
violente, plus le cas est grave, mais on a vu survenir
des guérisons quand le début avait été foudroyant. Il
est aussi nécessaire de savoir qu'il peut se présenter
des rémissions presque complètes, avec abaissement
de la température, disparition des phénomènes cérébro-
spinaux, sans que la guérison soit certaine. Même,
quand la maladie se prolonge, l'évolution favorable
peut être entravée par des troubles graves de la nutrition. A longue échéance, les facultés psychiques sont
quelquefois compromises.

Quoi qu'il en soit, la méningite cérébro-spinale épidémique est moins grave que les autres méningites sup-

purées. Si l'on considère les tableaux statistiques des auteurs qui groupent les diverses méningites, on voit que les cas de guérison portent presque tous sur la méningite épidémique vraie; et maintenant que l'on se sert de la ponction lombaire pour établir le diagnostic, on est certain que la guérison est possible, même après l'apparition du pus. La gravité du pronostic varie selon l'élément pathogène en cause; la bactériologie vient nous donner l'explication de ces différences en nous montrant la virulence moins grande du méningocoque, par rapport à celle des autres éléments qu'on peut rencontrer dans la méningite, et du pneumocoque en particulier. C'est dans la méningite à méningocoque que s'abaisse la mortalité jusqu'à 40 %, et il faut reconnaître qu'il n'existe pas, à beaucoup près, un pourcentage aussi favorable dans les autres méningites. Bien rarement le malade résiste à une méningite due au streptocoque ou au pneumocoque, et certains auteurs dans les statistiques de ces cas élèvent la mortalité jusqu'à 90 %. La faible virulence du méningocoque expliquerait aussi pourquoi les épidémies qui lui sont dues peuvent se composer de cas peu nombreux et disséminés.

TRAITEMENT

Les mesures prophylactiques employées actuellement dans l'armée ne diffèrent pas de celles appliquées pour toute épidémie ; elles sont pour la méningite cérébrospinale nécessaires et suffisantes et peuvent se résumer ainsi : isolement, désinfection, mesures préventives individuelles. Les malades avérés sont placés à part ; les hommes suspects sont également isolés. Les effets, la literie, les linges, les mouchoirs surtout seront désinfectés, ainsi que les locaux évacués. Rarement il sera nécessaire de faire camper les régiments atteints pour les séparer plus complètement de la population. Les hommes qui pourraient être contagionnés feront attentivement des lavages antiseptiques de la bouche et du nez. Toute fatigue, tout surmenage, seront évités ; enfin, il est un point dont on reconnaît l'importance : c'est la nécessité d'éloigner les jeunes soldats. Toutes ces mesures sont indispensables pour arrêter l'extension de la maladie dans un milieu tel que l'armée, si propice à son développement.

Pour la population civile, ces mesures sont exagérées, tant que les épidémies restent limitées. La contagion d'individu à individu est rare et suppose des circonstances assez particulières pour qu'il soit inutile de prendre les mesures prophylactiques habituelles ; cependant, il sera préférable d'isoler tout malade atteint de lésions nasales, oculaires, otiques, pulmonaires, avec écoulement au dehors de sécrétions purulentes; l'entourage devra prendre les précautions antiseptiques indiquées.

Le traitement reste symptomatique; pour diminuer l'excitabilité du système nerveux, on emploie les calmants habituels : les opiacés, le chloral, le bromure; contre la céphalalgie et la rachialgie, des émissions sanguines locales et peu abondantes; l'application de glace sur le front ou à la nuque est un bon moyen, mais à la condition d'être employé d'une manière ininterrompue.

On a eu recours à certains médicaments d'une façon systématique : le calomel à doses fractionnées, 10 centigrammes pris en 10 fois; l'iodure de potassium, qui serait mieux indiqué pendant la convalescence; le sulfate de quinine à hautes doses, 2 grammes; l'antipyrine à doses répétées.

Les injections sous-cutanées de sublimé ont été préconisées par des médecins italiens; la dose injectée a varié de 5 milligrammes à 1 centigramme, suivant l'âge des malades; elles étaient pratiquées au niveau de la région fessière, d'abord quotidiennement, puis tous les deux jours, lorsque l'amélioration obtenue paraissait suffisante. Huit malades sur neuf guérirent; on vit progressivement s'amender les vomissements, l'agitation, la céphalée, la rigidité de la nuque qui disparut la dernière, après la 7e ou 8e injection. Aucune manifestation gênante d'intoxication mercurielle ne fut remarquée. Mais, dans ces observations, toutes les autres médications en usage avaient été en même temps employées.

Trois moyens thérapeutiques restent à examiner : les injections de sérum artificiel, la ponction lombaire, le traitement par les bains chauds.

Les injections de sérum artificiel semblent avoir donné aux médecins militaires qui les ont employées à haute dose et régulièrement des résultats assez favorables; on injectait par jour le plus souvent 1200 gr., par la voie sous-cutanée. Comme résultat immédiat, l'injection amenait l'abaissement de la température et une diaphorèse abondante. Fait à remarquer : on obtient la sédation des phénomènes nerveux dans les périodes d'excitation ou de délire, ou, au contraire, un relèvement de l'état général dans les périodes d'affaissement et de torpeur. Certainement, ce moyen est d'un bon secours et rendra des services dans les cas prolongés, en particulier.

Si la ponction lombaire ne peut pas actuellement être considérée comme un moyen curateur, doit-on lui refuser tout utilité? Nous ne le croyons pas. Marfan, qui s'est occupé en France de la question, a pu écrire, au sujet de la méningite tuberculeuse chez les enfants, que la ponction lombaire ne lui avait jamais donné d'amélioration durable, mais il ajoute qu' « un jour peut-être la ponction lombaire permettra d'injecter dans l'espace sous-arach- noïdien un liquide capable de modifier heureusement le processus tuberculeux ». Peut-être cette proposition s'ap- pliquera-t-elle aussi aux méningites aiguës. La ponction lombaire s'est montrée favorable dans certains cas, con- trairement à l'opinion de plusieurs auteurs allemands qui en diminuent l'importance. Souvent elle est suivie d'un abaissement marqué de la température, et dans l'une de nos observations la température s'est rapprochée de la normale, le jour même de la ponction, pour ne plus remonter.

Netter préconise le traitement par les bains chauds, et ils sont en France généralement employés. Rendu a reconnu que les bains froids sont nuisibles et que si l'on hésite entre le diagnostic fièvre typhoïde et méningite, il faut s'abstenir de les donner; il considère, au contraire, les bains chauds comme très utiles. Aufrecht, qui les appliqua le premier dans la méningite cérébro-spinale, en avait obtenu un remarquable résultat qui fut retrouvé après lui par beaucoup de praticiens. On peut donner trois ou deux bains par jour ou même un seul. En effet, comme les méningitiques cérébro-spinaux sont pour la plupart extrêmement sensibles et que le moindre mouvement est douloureux, on ne peut pas répéter les bains comme on le fait dans la balnéation froide de la fièvre typhoïde. Le malade est placé dans la baignoire avec les plus grandes précautions et il vaut mieux élever rapidement la température de l'eau que d'employer immédiatement la chaleur maxima. La température sera de 37°-38° et même 40°; la durée de dix minutes, et plus. Après le bain on s'abstient d'essuyer le malade, on l'enveloppe simplement d'un drap sec doublé d'une couverture de laine et on le laisse ainsi pendant une heure. Par ce traitement on obtiendra un certain abaissement de la température, la diminution des contractures, et surtout on verra s'amender les douleurs céphaliques et cervico-rachidiennes.

ANATOMIE PATHOLOGIQUE

Les résultats de l'autopsie peuvent être négatifs dans les cas foudroyants ou très rapides; presque toujours cependant on découvre des lésions de méningite cérébrale et rachidienne, et l'apparition du pus lui-même est parfois très précoce. Birch-Hischfeld a trouvé du pus épais huit heures après le début des accidents. Scherer rapporte une observation dans laquelle il a constaté un très abondant exsudat purulent après vingt-quatre heures de maladie. L'altération de la dure-mère cérébrale n'est pas habituelle; on a pu la voir épaissie, plus ou moins adhérente à la boîte cranienne. La dure-mère rachidienne, au contraire, est congestionnée et sa face interne est souvent recouverte d'un exsudat fibrineux ou purulent, quelquefois hémorragique, comme Ziemssen l'avait déjà constaté. Quand l'exsudat purulent existe, il peut envahir la surface convexe du cerveau; mais il prédomine souvent à la base, où il occupe en particulier la scissure de Sylvius et le pourtour des nerfs craniens; sa présence à l'état de couches continues, épaisses, a été constatée, mais ce n'est pas la disposition ordinaire. Le plus souvent le pus est disséminé par petits flots plus ou moins nombreux, sans grande épaisseur, siégeant de préférence sur le trajet des grosses veines ascendantes. Dans le canal rachidien la présence du pus est presque constante; c'est rarement que la moelle est enfermée dans sa totalité par une véritable gaine d'exsudat; cet exsudat, dans la plupart des cas, présente des interruptions et se montre à la région cervicale, mais surtout à la partie tout inférieure de la moelle dorsale et à la région lombaire. De plus, il siège à la face postérieure du canal rachidien et la face antérieure de la pie-mère n'est presque pas altérée; l'exsudat peut être liquide, à peine louche, crémeux, très épais; il varie, comme coloration, du gris jaunâtre jusqu'à la teinte verdâtre; il se retrouve souvent dans les ventricules latéraux, où il apparaît soit à l'état de pus, soit à l'état de sérosité trouble, floconneuse. Zenker aurait constaté sa présence « dans le canal central de la moelle ».

Le cerveau et la moelle peuvent rester indemnes, au moins macroscopiquement, mais dans nombre de cas il y a de la congestion et on a signalé dans le cerveau des points de ramollissement ou même de suppuration, de véritables abcès; d'après Bergmann, il faudrait une durée de quatre à huit semaines de la maladie pour permettre la formation de ces abcès; quand on les examine, on reconnaît la justesse de l'affirmation de Ziegler qui dit que la méningite cérébro-spinale épidémique va quelquefois jusqu'à l'encéphalite évidente et jusqu'à la myélite non douteuse.

Les lésions des autres organes sont très variables, selon l'intensité et la durée de l'affection; dans le poumon, indépendamment des lésions d'une pneumonie franche coexistante, on trouve des noyaux de broncho-pneumonie. La rate est constamment augmentée de

volume, non diffluente. Au niveau de l'intestin on a
signalé fréquemment la tuméfaction des plaques de
Peyer. Ziemssen, Weichselbaum, Jaeger, avaient déjà
noté le fait en dehors de toute fièvre typhoïde et Heubner relate un cas où il a constaté de l'entérite follicu-
laire.

Quand les ganglions sont reconnus malades et présentent même l'aspect caséeux, il ne faudrait pas toujours en conclure que la méningite observée est purement tuberculeuse. Jaeger l'a fait remarquer à l'occasion
d'une autopsie complétée par l'examen histologique et
bactériologique.

Les autres constatations, telles que l'épanchement de
liquide séreux ou purulent dans les articulations, la
plèvre, le péricarde, la tunique vaginale, les dégénéres-
cences du foie, des reins, du myocarde, relèvent plutôt
des complications.

Ces lésions sont, à peu de chose près, celles banales
de toute méningite cérébro-spinale purulente; peut-on
distinguer quelques particularités capables de montrer
qu'il s'agit plutôt de la méningite cérébro-spinale épidémique, et en particulier de celle due au méningocoque?
A ce sujet on doit faire remarquer que le pus, dans ce cas,
est souvent plus clair, opalin, gris-jaunâtre, moins abondant, disposé rarement en couches continues, mais plutôt
par petits foyers qui, suivant les vaisseaux, n'envahissent qu'imparfaitement la surface convexe des hémi-
sphères; lorsqu'il y a épanchement abondant, c'est surtout à la base qu'il faut le chercher, et ce n'est pas dans
les cas les plus rapidement mortels qu'on rencontrera le

moins de pus; jamais alors il ne semble avoir la teinte
verdâtre ou revêtir l'aspect de couches beurrées, si fréquentes pour les exsudats pneumococciques; quand la
mort est survenue très tardivement, on ne constate plus
d'exsudat purulent, au moins à la convexité. On ne trouve
donc pas ici ces fausses membranes purulentes, épais-
sies, que l'on rencontre à la surface du cerveau dans
d'autres méningites; la constance des foyers purulents
le long de la moelle, collectés surtout à sa partie inférieure et en arrière, est beaucoup plus grande; le système rachidien proprement dit est en général plus régulièrement affecté que dans les autres méningites.

BACTÉRIOLOGIE

Microbes divers.

Dans l'exsudat purulent recueilli sur le cadavre, dans le liquide céphalo-rachidien obtenu sur le vivant par la ponction lombaire, les recherches bactériologiques ont déterminé la présence de microbes variés paraissant avoir joué le rôle d'élément pathogène de la méningite cérébro-spinale aiguë. Ils sont loin de se présenter avec une égale fréquence, car le pneumocoque et le méningocoque fournissent à eux seuls plus de 80 % des cas relevés dans les statistiques un peu longues. En dehors de ces deux microbes on a reconnu le streptocoque pyogène, le staphylocoque, le bacille d'Eberth, le pneumo-bacille de Friedlander, le coli-bacille, le bacille de Pfeiffer. Il suffit de les signaler, ce n'est qu'exceptionnellement qu'on aura l'occasion d'en tenir compte, et encore faudrait-il, à ce sujet, rectifier les statistiques, car il s'y mêle certainement des méningites secondaires ; d'ailleurs, jamais ces microbes n'ont été relevés avec constance au cours d'une épidémie, et s'ils peuvent faire naître l'ensemble des symptômes de la méningite cérébro-spinale aiguë, on ne peut leur accorder aucun rôle spécifique.

Les mêmes restrictions doivent être faites au sujet des infections mixtes. Les associations telles que celle

du staphylocoque et du bacille typhique sont des plus
rares. Netter montre d'une façon indéniable que la coexistence du bacille de la tuberculose et du méningocoque n'est pas exceptionnelle ; mais la seule conclusion
à en tirer, c'est que la méningite tuberculeuse peut se
compliquer de méningococcie.

Il est d'autres micro-organismes qui, bien que mal
connus encore, méritent qu'on attire sur eux l'attention ;
tels sont certains cocci en chaînettes qu'on peut rapprocher d'un « streptocoque spécial », le streptococcus
meningitidis de Bonome, retrouvé par Henke et par
Netter ; un complément d'études est nécessaire pour
leur assigner une place dans la classification des microbes et pour reconnaître en eux des formes de passage,
ainsi que le veulent certains auteurs.

Deux éléments pathogènes, le pneumocoque et le
méningocoque, demeurent en présence et sont rencon-
trés dans la plupart des cas.

Le rôle du pneumocoque est indéniable dans beaucoup d'observations ; c'est bien lui qu'on a rencontré le
plus fréquemment dans certaines épidémies. Netter l'a
noté 48 fois sur 68 cas. Il se présente avec ses caractères
typiques connus, sur lesquels il serait inutile de revenir.

Reste le méningocoque, que nous avons pour but d'étudier.

Le méningocoque.

Morphologie. — Le méningocoque (diplococcus intra-
cellularis meningitis Weichselbaum) est un coccus qui

se présente souvent en diplocoque (disposition en grain de café), ou par quatre, ou bien à l'état d'éléments isolés.

Les caractères sont un peu différents suivant qu'on l'examine dans le pus ou dans les milieux de culture.

Dans le pus, il possède à un haut degré la faculté de pouvoir être endo-cellulaire; caractère si important, qui lui a mérité de la part de Weichselbaum le nom de diplocoque intra-cellulaire. A côté des éléments contenus dans l'intérieur des leucocytes on en trouve d'autres, plus ou moins nombreux, qui restent libres.

Dans le leucocyte, le méningocoque occupe habituellement le protoplasma. Il peut siéger également dans le noyau lui-même (Jaeger). Le nombre des éléments est assez variable; souvent cet organisme n'est pas très abondant dans le pus, et dans certains cas la culture permet seule de déceler son existence dans un exsudat cependant très riche en leucocytes; dans la même cellule de pus il n'est pas rare d'observer plusieurs éléments, huit à quinze et même davantage. On peut quelquefois constater cette abondance extrême des éléments intracellulaires qui est si caractéristique pour le gonocoque de Neisser.

Observé dans un leucocyte, le méningocoque, à l'état d'élément isolé, a une forme presque sphérique; quand il se présente par diplocoques ou en tétrades, il existe une surface plane au point de juxtaposition, et l'intervalle entre deux cocci est toujours linéaire, de sorte que si l'on peut lui reconnaître la disposition en grain de café, on ne constate jamais un aspect véritablement réniforme.

Facile à colorer dans le pus, cet organisme ne présente pas de capsules aussi nettes que celles du pneumocoque ou du bacille de Friedlander; cependant il existe dans certains cas une sorte d'auréole qui se présente comme une zone non colorée, arrondie régulièrement autour de quelques éléments. Cette auréole nous a paru surtout bien visible sur les lamelles colorées rapidement par la liqueur de Ziehl étendue d'eau; c'est dans les cellules et surtout dans les noyaux que l'auréole du méningocoque est particulièrement apparente (Jaeger, Kister).

En culture, la morphologie du méningocoque est un peu différente; l'auréole signalée plus haut n'est plus ou est peu visible; les dimensions du microbe sont variables; dans la même colonie elles varient quelquefois du simple au double. On retrouve le plus souvent en culture la disposition en diplocoques ou par tétrades. Quelquefois on observe des amas où les éléments sont groupés comme des staphylocoques. Les cultures provenant d'un milieu liquide montrent des chaînettes courtes en général. Jaeger en a constaté de plus longues pouvant atteindre vingt à trente éléments. Kister n'a pas retrouvé ces chaînettes. En les examinant attentivement, on voit qu'elles sont formées de grains divisés eux-mêmes par une ligne claire suivant l'axe longitudinal de la chaînette.

Réaction histo-chimique. — Toutes les couleurs d'aniline colorent aisément le méningocoque. Il présente une affinité beaucoup plus grande pour les colorants basiques. On a beaucoup discuté sur la manière dont se

comportait ce microbe vis-à-vis de la méthode de Gram ;
il est probable que souvent les divergences venaient
d'une confusion du méningocoque avec le pneumocoque
ou résultaient de l'association de ces micro-organismes
dans le même pus. Cependant Weichselbaum, Goldschmidt, Fürbringer, le décrivent comme se décolorant
par la méthode de Gram, alors que d'autres expérimentateurs, Jaeger, Kister, admettent qu'il reste coloré par
l'action de l'iode ioduré et de l'alcool. Pour Jaeger, il se
décolorerait néanmoins sur les coupes. Si nous nous
rapportons aux cas que nous avons observés, nous avons
trouvé que toujours le méningocoque se décolorait ; no-
tons cependant qu'il se décolore moins aisément que
d'autres organismes (gonocoque, par exemple) et qu'il
garde mieux la teinture dans le pus que dans les cultures.

Caractères biologiques et de culture. — Le méningocoque est un aérobie strict. Malgré nos essais répétés
pour obtenir des cultures en milieux privés d'air, nous
n'avons jamais pu observer le développement du microbe
dans ces conditions. La température optima paraît être
aux environs de 37°. Nous n'avons pas obtenu de cultures à la température de la chambre.

Le méningocoque ne pousse pas sur tous les milieux
habituels de culture. Sur agar ordinaire, fraîchement
préparé et très humide, on observe parfois d'assez
belles colonies ; le plus souvent elles ne se montrent
que sur les tubes largement ensemencés et contenant
par là même une certaine quantité de liquide organique ;
ce qui assimile dès lors ces milieux à ceux qu'on pré-

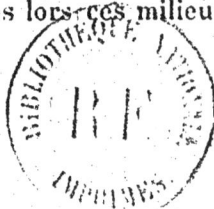

7

BIBLIOTHÈQUE R F IMPRIMÉS

paré artificiellement avec du sang ou des sérosités organiques.

L'agar au sang humain, l'agar préparé suivant le procédé de Wertheim avec un tiers de liquide ascitique, sont les deux milieux de choix. L'agar glycériné employé par Jaeger constitue un bon milieu.

Sur gélatine, nous n'avons pas obtenu de culture à la température de 18, 20, 23°. Heubner en a obtenu, mais peu abondantes. Le résultat a été également négatif sur pomme de terre à l'étuve à 37°. Goldschmidt a pu constater dans ces conditions un dépôt grisâtre assez abondant. Kamen a eu le même résultat.

Sur sérum de bœuf coagulé, les cultures sont étalées, transparentes et prennent l'aspect d'une goutte d'eau de condensation.

Le bouillon ordinaire ne constitue pas un milieu très favorable. L'adjonction d'une petite quantité de sang ou de liquide ascitique facilite la culture.

Dans le liquide céphalo-rachidien recueilli par la ponction lombaire et conservé à l'étuve à 37° le développement se fait, mais très faiblement.

D'une manière générale, la culture se fait lentement sur les tubes ensemencés directement avec le pus, beaucoup plus vite sur les tubes repiqués successivement. C'est ainsi que, même sur les milieux les plus favorables (agar Wertheim, par exemple), les colonies n'apparaissent que le 3ᵉ ou le 4ᵉ jour. Au contraire, 24 heures suffisent pour les cultures repiquées.

Le méningocoque paraît mourir assez facilement en culture. Dans nos cas, il n'a pas été possible de le conserver vivant pendant plus de quinze jours à trois semaines. Il nous a paru nécessaire de pratiquer des réensemencements rapprochés tous les trois ou quatre jours, en ayant soin de se servir d'une semence abondante. Jaeger a réussi à le conserver plus longtemps, dix-sept jours et même quarante-trois jours sur bouillon; Heubner déclare que la conservation est presque illimitée.

Sur les différents milieux solides, l'aspect des colonies nous a paru à peu près toujours le même; ces colonies ont des caractères qui les rapprochent un peu du gonocoque de Neisser. Beaucoup plus volumineuses que celles du pneumocoque ou du streptocoque, plus transparentes que celles des staphylocoques, elles ont du gonocoque cet aspect légèrement opalin et humide et cette consistance un peu glaireuse. Elles peuvent atteindre plusieurs millimètres de diamètre, devenir confluentes, mais restent aplaties, d'épaisseur à peu près égale au bord et sur le centre, avec un liséré d'extension particulièrement transparent. Leur contour habituellement circulaire peut être festonné.

Dans le bouillon-ascite ou dans le liquide de condensation des milieux solides, le méningocoque donne un trouble tendant à former un dépôt au fond des vases. Nous n'avons pas observé de voile à la surface.

Sur les tubes de Liborius à l'agar sucré, en hautes couches, le méningocoque ne pousse que tout à fait à la surface de la zone aérée. Nous nous sommes servi, à ce sujet, de la méthode employée par Veillon pour la culture des microbes anaérobies.

Inoculation aux animaux. — D'une manière générale le méningocoque ne parait pas très pathogène, soit qu'on inocule directement le pus provenant de l'homme, tel que le liquide céphalo-rachidien obtenu par ponction lombaire, soit qu'on inocule une culture pure, même en assez grande quantité.

Chez la souris, dont on sait la sensibilité particulière pour le pneumocoque, le méningocoque inoculé par nous, sous la peau ou dans le péritoine, ou dans la plèvre, n'a provoqué ni infection locale, ni infection générale; chez le cobaye l'injection dans le péritoine n'a pas donné plus de résultat; mais l'inoculation intra-cranienne a tué le cobaye en 24 heures. A l'autopsie, l'exsudat méningé renfermait des leucocytes et d'abondants diplocoques.

Si l'accord est complet entre les différents expérimentateurs pour l'innocuité de l'injection sous-cutanée, il n'en est pas de même pour les injections dans le péritoine ou dans la plèvre qui furent trouvées positives par Weichselbaum, par Goldschmidt, par Jaeger, qui observèrent la mort en vingt-quatre ou quarante-huit heures. Heubner, à la dose de 1 cc. de culture, a obtenu la mort en trois jours.

Le lapin ne parait pas très sensible; cependant Weichselbaum détermina la mort d'un lapin sur trois, par inoculation intra-cérébrale après trépanation.

L'inoculation intra-pleurale chez le lapin, tentée par quelques auteurs et par nous-même, n'a pas provoqué de réactions morbides. Kister a également obtenu un résultat négatif par inoculation dans le canal rachidien.

En résumé, les inoculations sous-cutanées échouent; les inoculations dans les séreuses sont suivies souvent d'accidents morbides, quelquefois mortels.

Il reste à considérer la série d'expériences faites par Heubner sur la chèvre et qui paraissent démontrer que c'est chez cet animal que la réceptivité est la plus grande. Les expériences sur ce point n'ont pas été reprises; mais celles d'Heubner, bien conduites et positives, doivent être reproduites ici :

Une chèvre parfaitement saine reçut 1 cc. d'un mélange d'une culture de 24 heures et de bouillon sous la dure-mère de la partie inférieure du rachis. Dès le lendemain, l'animal fut très malade ; il gémit, se lève avec difficulté pour retomber presque aussitôt; il ne mange pas; sa température passe de 38, état normal, à 39,7 le matin, pour atteindre 40 le soir. Et la mort survient le jour même. A l'autopsie, on voit une congestion intense et uniforme des méninges, depuis le point de ponction jusqu'à la partie moyenne de la région dorsale; la pie-mère présente un piqueté hémorragique et l'on peut constater un dépôt fibrineux, n'allant pas jusqu'à la purulence. La moelle ne paraît pas atteinte à l'œil nu; on retrouve le méningocoque intra-cellulaire abondamment dans l'exsudat; le foie et les reins donnèrent aussi quelques cultures, les autres organes étaient sains. L'examen histologique révèle une méningite spinale évidente; la pie-mère est recouverte de cellules de pus; le long des vaisseaux qui pénètrent dans la moelle, on constate de véritables amas de ces cellules; les vaisseaux sont dilatés. La moelle elle-

même ne présente pas d'altération; on fit des coupes
nombreuses, sans découvrir aucun coccus dans la substance médullaire. Pour bien montrer que ces lésions
n'étaient pas le résultat du simple traumatisme occasion-
né par la ponction lombaire, l'observateur fit à une autre
chèvre, par la même méthode, une injection de 1 cc.
de bouillon stérilisé; il n'y eut aucun résultat; pas de
fièvre; pas de phénomènes généraux; l'animal continue
à bien manger; la ponction ne semble pas l'avoir gêné
en quoi que ce soit. Cette même chèvre reçoit ensuite
1 cc. de culture; le jour même la température s'élève à
39,7 ; l'état général est mauvais; l'animal mange cependant; le point de la ponction reste très douloureux.
Quatre jours après on fit une ponction lombaire d'examen et on obtint un liquide trouble qui montra de
nombreux globules de pus et quelques diplocoques
extra-cellulaires. Le jour suivant, nouvelle ponction; le
liquide était franchement purulent; mais on ne trouva
pas de coques. La chèvre allait mieux. Quelques jours
après on refit, par la voie lombaire, une injection de
1 cc. d'un mélange aqueux de culture sur agar; malgré
une ascension de température, l'animal ne marqua pas
un grand malaise. Aussi lui refit-on une injection de
2 cc. d'un liquide provenant directement d'une méningite cérébro-spinale; la chèvre mourut en deux jours. A
l'autopsie, la dure-mère rachidienne se montre fortement
congestionnée et même infiltrée, les racines rachidiennes
sont hyperhémiées en certains points, des amas purulents se sont formés dans l'interstice des faisceaux nerveux; l'arachnoïde, la pie-mère, la moelle sont conges-

tionnées ; les ventricules latéraux renferment un liquide trouble peu abondant. Le méningocoque se montrait d'une façon évidente sur les frottis, la plupart étaient extra-cellulaires, mais il y en avait aussi d'intra-cellulaires incontestables. Les reins, le foie, fournirent le méningocoque. Chez la chèvre, Heubner avait donc reproduit expérimentalement une méningite cérébro-spinale authentique.

Diagnostic bactériologique.

Le diagnostic bactériologique du méningocoque repose sur les éléments suivants :

1° La constatation de sa présence dans les leucocytes.

2° Sa réaction négative vis-à-vis de la méthode de Gram.

3° Sur le fait qu'il cultive peu ou pas sur les milieux ordinaires, tandis que sur les milieux contenant du sérum ou du sang il donne des colonies à caractères spéciaux.

4° Sur son caractère de microbe strictement aérobie.

5° Sur l'absence de pouvoir pathogène chez les animaux ordinaires du laboratoire, en particulier la souris blanche, en injections sous-cutanées.

Pour établir ces différents points, nous croyons utile de rappeler la méthode qui nous a paru la plus favorable pour tirer le meilleur parti du liquide recueilli par la ponction lombaire. Sans revenir sur les détails de l'opération de Quincke, nous rappellerons, au point de

vue technique, qu'il faut, pour pratiquer convenablement
la ponction lombaire :

a) Une asepsie rigoureuse de la peau, obtenue suivant
la méthode ordinaire, par les lavages successifs à l'éther,
à l'alcool, au sublimé, pour terminer avec l'alcool et
l'éther en dernier lieu.

b) Une aiguille de taille variable suivant l'âge du
malade, mais toujours rigide et de diamètre assez large :
aiguille qu'on aura soin de stériliser à l'autoclave pendant
vingt minutes, au lieu de se contenter de la simple ébulli-
tion.

On a coutume de recueillir le liquide qui s'écoule
goutte à goutte dans des tubes stérilisés. Cette méthode,
très convenable au point de vue thérapeutique, nous
paraît susceptible d'exposer a des erreurs bactériologiques en augmentant les chances de souillures. Sans
faire un vide rapide et peut-être nuisible dans le canal
rachidien, après avoir constaté que le liquide coule de
l'aiguille et qu'on a bien pénétré dans le canal, on peut
adapter à la canule l'embout d'une seringue stérilisée à
l'autoclave, et recueillir ainsi, avec une aspiration lente
et continue, une quantité de liquide céphalo-rachidien
suffisante pour les ensemencements. Une fois la seringue
remplie, on laisse écouler le liquide qu'on recueille,
comme d'habitude, dans des tubes stérilisés qui pourront également servir à l'examen.

c) Les examens sur lamelles et les ensemencements
peuvent se faire immédiatement, quand le liquide est
très trouble ou franchement purulent. Si le liquide est
simplement un peu louche, il est préférable d'attendre

quelques heures (deux ou trois sont souvent suffisantes.
Un léger nuage floconneux se rassemble du haut en bas
du tube, sur les parois ou au centre même de la colonne
liquide. Ce flocon renferme tous les éléments figurés;
il est donc facile, avec lui, de préparer des lamelles et de
pratiquer les ensemencements. A cet effet, un fil de
platine recourbé en anse ou une pipette assez large
suffisent à aller recueillir la semence. On a cependant
quelques difficultés à étaler celle-ci sur les surfaces des
tubes à ensemencer, car elle forme des amas peu dis-
sociables.

Il est bon d'ensemencer toujours un assez grand
nombre de tubes en dilution successive.

d) Lorsqu'on a une quantité suffisante de semence, il
faut inoculer une souris qui servira de réactif pour
déceler la présence possible du pneumocoque de
Talamon-Fraenkel.

Diagnostic différentiel. — Le méningocoque, ainsi
étudié, se différencie nettement de plusieurs organismes
que l'on peut rencontrer dans les méningites. Ces organismes sont surtout le pneumocoque, le streptocoque
pyogène. Quelques auteurs ont décrit dans les méningites des micro-organismes encore mal définis et paraissant constituer des formes de passage entre ces différentes espèces. Sans entrer dans la discussion de cette
question, nous croyons utile de séparer du méningocoque, par leurs caractères morphologiques, histo-chi-
miques et biologiques, les espèces suivantes: le pneumocoque, le streptocoque, le gonocoque. Nous n'insistons
pas sur les différences avec un micro-organisme bien dé-

fini, le pneumo-bacille de Friedlander, bien qu'il ait pu donner lieu à quelques erreurs.

a) *Caractères différentiels du méningocoque et du pneumocoque.* — Au point de vue morphologique, le méningocoque est un coccus souvent en diplocoque, mais jamais allongé; il est plutôt aplati transversalement dans les formes diplococciques, tandis que le pneumocoque est allongé en grain de blé, ou en flamme de bougie. Le pneumocoque présente une capsule nette et constante, colorable dans le pus et les produits pathologiques, tandis que le méningocoque n'a qu'une auréole non colorable et inconstante. Les deux microbes peuvent présenter des chaînettes; mais pour le méningocoque, on trouve toujours, en même temps que les chaînettes, de petits amas en tétrades; de plus, la chaînette du microbe de Weichselbaum se caractérise par une division longitudinale que l'on ne retrouve pas dans celle du pneumocoque. Le microbe de Talamon-Fraenkel reste toujours fortement coloré par la méthode de Gram, tandis que le méningocoque se décolore toujours plus ou moins. Le méningocoque est un microbe aérobie strict; le pneumocoque pousse aussi facilement à l'abri de l'air qu'au contact de l'air. Le pneumocoque pousse facilement sur agar ordinaire; le méningocoque pousse mal sur ce milieu. Le pneumocoque meurt vite en culture; le méningocoque peut être conservé vivant pendant assez longtemps. Les colonies du pneumocoque sont toujours très petites et très transparentes; celles du méningocoque peuvent atteindre plusieurs millimètres.

Inoculé à la souris, le pneumocoque la tue en 24 ou

36 heures; le méningocoque ne donne aucune réaction à cet animal, en inoculations sous-cutanées.

b) *Caractères différentiels du méningocoque et du streptocoque pyogène.* — C'est avec ce microbe qu'on peut confondre le plus aisément le méningocoque. En effet, au point de vue morphologique, les deux éléments font des chaînettes à grains arrondis, et la division longitudinale que nous avons signalée pour le méningocoque se retrouve aussi chez certains streptocoques. Les cultures sur gélose donnent des colonies d'aspect assez semblable et les caractères de culture en milieu liquide peuvent aussi être retrouvés dans certaines variétés de streptocoques.

Cependant, il faut remarquer que le méningocoque ne fait pas de chaînettes dans le pus, mais bien des amas et des tétrades, surtout intra-cellulaires; que beaucoup d'éléments sont entourés d'une auréole; qu'il se décolore par la méthode de Gram, tandis que le streptocoque reste nettement coloré, même quand on poursuit très loin la décoloration à l'alcool.

Si les cultures sur gélose et milieu liquide peuvent se ressembler, on constate aussi que le méningocoque pousse plus difficilement, exige une température plus élevée, des milieux contenant des sérosités organiques, et qu'il ne pousse pas d'une façon sensible sur gélatine. Enfin, le streptocoque est un anaérobie facultatif. L'action pathogène du streptocoque est plus constante que celle du méningocoque.

Nous devons maintenant donner, plus brièvement, les caractères différentiels du méningocoque avec certains

autres micro-organismes qu'on n'est guère exposé à
rencontrer dans les méningites, mais qui s'en rapprochent par certains caractères.

Et tout d'abord avec le gonocoque :

Ces deux organismes se rapprochent singulièrement,
par leur morphologie et par leurs caractères de culture.
Nous signalerons quelques différences qui permettront
de les distinguer dans les cas très rares où ce problème
se présentera.

Il n'y a jamais apparence de capsule pour le gonocoque. Par la méthode de Gram, on décolore bien plus
rapidement le microbe de Weichselbaum que celui de
Neisser. Dans les cultures, le gonocoque ne forme
jamais de chaînettes; les grains en sont irréguliers,
moins arrondis, plus inégaux de taille. Bien que les
deux organismes poussent à peu près sur les mêmes
milieux de culture, le gonocoque est encore plus déli-
cat, donne des cultures plus discrètes, des colonies
moins épaisses, plus transparentes sur gélose. Le gonocoque meurt beaucoup plus vite que le méningocoque.

On a cherché à assimiler le méningocoque à l'entérocoque; l'entérocoque est plutôt un cocco-bacille qu'un
coccus; il reste énergiquement coloré par le Gram, il
pousse facilement sur les milieux ordinaires, sa vitalité
est très grande, il se développe à la température de la
chambre. Ces caractères très nets suffiront à le différen-
cier.

Dans ces derniers temps, Collet (1) a décrit un coccus

(1) *Société de Biologie*, 1900.

qui morphologiquement se rapproche beaucoup du méningocoque, mais son caractère d'anaérobie strict suffit
pour empêcher toute confusion.

Le tableau de la page suivante résume les caractères
importants qui différencient le méningocoque.

Tableau comparatif.

	CARACTÈRES MORPHOLOGIQUES	RÉACTION VIS-A-VIS LA MÉTHODE DE GRAM	CARACTÈRES DE CULTURE	BESOIN D'OXYGÈNE	POUVOIR PATHOGÈNE EXPÉRIMENTAL
Méningocoque.	Cocci ou diplococi intra-cellulaires, arrondis ou aplatis sur une face, sans capsule colorable, auréole.	Ne reste pas coloré, mais se décolore lentement.	Cultive surtout sur les milieux additionnés de sang ou de sérum, Colonies moins transparentes que celles du gonocoque.	Aérobie strict.	Pas pathogène en injection sous-cutanée à la souris et au lapin. Pathogène dans certaines conditions.
Pneumocoque..	Diplococci, chainettes courtes d'éléments inégaux, de formes lancéolées, capsules colorables.	Reste coloré.	Pousse bien sur agar et bouillon ordinaire. Colonies en goutte de rosée.	Aéro-anaérobie.	Tue la souris blanche en 24 à 36 heures.
Streptocoque ..	Cocci ordinairement en chainettes de longueur très variable. Pas de capsule.	Reste coloré.	Pousse bien sur agar, bouillon, gélatine. Colonies blanches arrondies.	Aéro-anaérobie.	Érysipèle ou abcès à l'oreille du lapin.
Gonocoque....	Diplococci en grains de café, intra ou extra-cellulaires. Ni chainettes, ni capsules, ni auréole.	Ne reste pas coloré, se décolore facilement.	Cultive surtout sur les milieux additionnés de sang ou de sérum. Pas de culture sur gélatine. Colonies opalines ou nacrées, d'aspect et de consistance glaireux	Aérobie strict.	Pas pathogène en injections sous-cutanées.

RÉSUMÉ

Il nous a paru démontré qu'il existe une méningite
cérébro-spinale épidémique primitive, ne résultant pas
de la simple réunion fortuite d'un certain nombre de cas
sporadiques et qu'elle peut apparaître en dehors de
toute autre maladie infectieuse, telles que la pneumonie
et la grippe, qui d'ailleurs l'accompagnent souvent.
Divers éléments sont capables de faire naître les symptômes de la méningite cérébro-spinale : le streptocoque,
le staphylocoque, le bacille d'Eberth, etc., mais ces
micro-organismes envahissent le système cérébro-
rachidien au cours ou à la suite d'infections graves,
comme la fièvre typhoïde, l'endocardite infectieuse, ou
bien à l'occasion d'infections localisées, comme une otite
moyenne, une arthrite suppurée. Or, ces éléments ne
semblent pas susceptibles de donner des méningites
cérébro-spinales, *à l'état d'infection primitive à caractère
épidémique.* Deux micro-organismes, au contraire, le
pneumocoque et le méningocoque, auxquels on doit
ajouter certains streptocoques encore mal définis, peuvent
provoquer cette infection primitive, et cela dans des conditions qui éveillent l'idée d'une épidémie. Quelle est
la part qui revient à chacun d'eux dans la pathogénie de
la méningite cérébro-spinale épidémique vraie ?

Il n'est pas douteux que le pneumocoque ait pro-

voqué des épidémies de méningites cérébro-spinales en
dehors de toute autre localisation pneumococcique. De
nombreuses observations, avec examens bactériologiques
probants, l'établissent sans contéste; mais le pneumocoque ne représente pas toute la pathogénie des méningites épidémiques. Au microbe découvert par Weichselbaum, le méningocoque intra-cellulaire, revient un
rôle des plus importants; nous croyons même que son
importance ne peut qu'augmenter maintenant qu'on le
connaîtra de mieux en mieux.

Au point de vue clinique, si l'individualité d'une
méningite à méningocoque n'est pas encore établie, si
la ponction lombaire reste le seul moyen de reconnaître
l'élément pathogène, quelques remarques peuvent être
faites, dès à présent, sur cette forme à méningocoques :
elle paraît être plus franchement épidémique, avoir un
début moins brusque, présenter souvent une phase
prodromique caractérisée par de la fatigue générale,
des vomissements, des arthralgies ; l'évolution semble
plus lente et les rémissions plus fréquentes. Le pronostic
est aussi d'une moindre gravité.

Au point de vue bactériologique, le méningocoque
nous apparaît comme possédant des caractères propres et
bien tranchés qui en font une espèce particulière ; on a
voulu le rapprocher du pneumocoque ou du streptocoque,
confondre dans une même description les micro-organismes trouvés dans la méningite épidémique. Nous ne
pouvons adopter cette manière de voir. Il est possible
qu'il y ait des formes de passage encore mal connues ;
mais toujours est-il que le méningocoque nous semble

rester distinct des autres espèces et déterminer une méningite cérébro-spinale épidémique vraie, que l'observation attentive permettra peut-être de caractériser cliniquement.

OBSERVATIONS

Observation I (inédite) (1).

Méningite cérébro-spinale à méningocoque de Weichselbaum. Pleurésie purulente ; mort.

Ed... Félix, dix-huit mois. Entré le 1er décembre 1899 à l'hôpital des Enfants, dans le service de M. le Pr Grancher.

L'enfant, à son arrivée, est reçu dans le service de chirurgie de M. le Dr Brun, pour un état fébrile grave, s'accompagnant de douleurs violentes dans les membres inférieurs, avec tuméfaction du genou droit. Mais un examen plus complet permet de relever sur lui des signes nets de méningite cérébro-spinale, et il est transféré en médecine dans le service de la clinique.

Le début de la maladie remonte à quinze jours. L'enfant a été pris de vomissements, de fièvre, avec agitation extrême, mouvements convulsifs des yeux. La mère a remarqué, les jours suivants, que le petit malade ne pouvait se tenir sur ses jambes et avait la nuque raide. Il criait quand on lui levait la tête, qui était renversée en arrière. Il semblait souffrir de partout, et se défendait quand on voulait le toucher. Les vomissements du premier jour ne se sont pas reproduits, et l'enfant pouvait s'alimenter. Mais huit jours après le début, des douleurs vives apparaissent au niveau des membres inférieurs, et surtout du genou droit qui enfle un peu.

Il faut noter dans les antécédents héréditaires ou personnels les faits suivants : il a été nourri au sein jusqu'à six semaines ; mais sa mère, atteinte de fièvre typhoïde, l'a sevré à ce moment pour le nourrir au lait bouilli. Il a eu quelques troubles digestifs à trois mois. Sa dentition a été retardée, et il n'a marché qu'à dix-sept mois. Il a eu une rougeole à treize mois, qui s'est accompagnée d'une otite gauche. Depuis cette maladie, l'enfant avait souvent du coryza ; il ronflait la nuit et dormait la bouche ouverte.

---

(1) Due à l'obligeance du Dr Zuber, chef de clinique. Nous le remercions de nous avoir très utilement aidé.

En même temps que cet enfant, sa mère amène à la crèche Husson son frère, un nourrisson de trois mois, atteint d'un érysipèle de l'ombilic.

1er décembre. — A l'entrée du petit malade on constate une fièvre marquée ; il a 39°4.

L'enfant est couché en chien de fusil, les membres inférieurs sont fléchis, la tête fortement rejetée en arrière, en opisthotonos. Il fuit la lumière. Il est très agité et crie dès qu'on le touche, mais, en particulier, quand on essaie de lui allonger les jambes, et surtout la jambe droite. Cette extension des jambes sur les cuisses est tout à fait impossible, l'enfant étant assis : signe de Kernig. La nuque est raide, et tout mouvement provoqué de la tête est douloureux.

Les troubles vaso-moteurs, rougeur passagère des joues, sont bien accusés, et la raie méningitique est nette.

Du côté des yeux, on note un certain degré de paresse de la pupille gauche à l'excitation lumineuse. Pas de strabisme.

En explorant l'articulation du genou droit, tuméfiée et douloureuse, on constate que les culs-de-sac sont un peu distendus. Les articulations coxo-fémorales ne sont pas douloureuses.

L'enfant ne vomit plus et s'alimente.

2 décembre. Même état. T. m., 37°6 ; s., 39°1.

3 décembre. — T. m., 37°4 ; s., 39°.

4 décembre. L'agitation est très marquée. T. m., 39° ; s., 38°4.

5 décembre. Même état, mais fièvre moins vive, 37°6.

Traitement : bains chauds à 38° toutes les trois heures.

Une ponction lombaire est pratiquée dans le troisième espace interlombaire, sous le chloroforme ; on retire 10cc de liquide louche, fibrineux. Ce liquide est recueilli aseptiquement, et a permis une étude bactériologique complète. La pression est faible, le liquide sort goutte à goutte.

6 décembre. L'enfant refuse son lait. On l'alimente à la sonde. T. m., 38°4 ; s., 38°2.

9 décembre. Même état, mais fièvre moins vive, 37°.

11 décembre. Vomissements alimentaires. Nouvelle élévation de température, 39°.

12 décembre. Pas de vomissements. Apyrexie

18 décembre. On constate une amélioration réelle.

L'enfant est moins agité. On peut l'examiner. Il n'y a plus de fièvre, la nuque est plus souple, le signe de Kernig a disparu.

16 *décembre*. L'amélioration persiste. On ne constate plus de troubles pupillaires à gauche. La pupille réagit comme à droite.

20 *décembre*. Amélioration marquée des signes méningés. L'enfant est calme, sans fièvre; il s'alimente. Cependant la tête est toujours rejetée en arrière, mais la nuque n'est plus raide.

Écoulement purulent à l'oreille droite.

Le gonflement du genou est plus accusé; le genou est très douloureux.

Une ponction explorative du cul-de-sac donne du pus.

23 *décembre*. Application d'un appareil plâtré au membre inférieur droit. L'enfant tousse, mais on ne constate aucune modification respiratoire à l'auscultation.

24 *décembre*. La fièvre reparaît, 39°, sans s'accompagner des signes marqués du début. Le genou droit est très tuméfié et douloureux.

25 *décembre*. Persistance de la fièvre. Toux. Dyspnée.

A l'auscultation : foyer de bruits pneumoniques à la base droite; souffle et râles.

27 *décembre*. Matité et souffle dans toute la hauteur du poumon droit.

Ponction exploratrice : pus chocolat, non fétide.

28 *décembre*. Mort.

Autopsie pratiquée 24 heures après la mort. — A l'ouverture de la cavité thoracique on trouve dans la plèvre droite un épanchement assez abondant, 300 gr. environ, de liquide purulent et hémorragique. Le poumon droit est recouvert de fausses membranes fibrineuses formant une coque blanchâtre. A la portion inférieure du lobe moyen existe un foyer de broncho-pneumonie, dans lequel on rencontre plusieurs abcès du volume d'une cerise; le pus de ces abcès n'est ni gangréneux ni fétide. Plusieurs lobules sous-pleuraux sont noirâtres, hémorragiques. Au sommet et à la base du poumon le parenchyme pulmonaire est atélectasié. Dans tout le poumon on trouve en abondance du pus dans les petites bronches à la pression. Le poumon gauche est emphysémateux en avant, congestionné en arrière ; on trouve du pus dans les petites bronches.

Les ganglions du médiastin sont hypertrophiés, rougeâtres du côté droit, mais non suppurés. On ne trouve pas trace de tuberculose ni dans les poumons ni dans les ganglions.

Le feuillet pariétal du péricarde est épaissi. En l'ouvrant, on voit s'écouler du liquide séro-purulent. Les deux feuillets de la séreuse sont tapissés de fausses membranes fibrineuses assez épaisses ; on note l'aspect typique en langue de chat.

A l'ouverture des cavités cardiaques, on ne constate aucune lésion de l'endocarde, ni des valvules.

La rate est un peu hypertrophiée, mais résistante. Le foie est gros, gorgé de sang, présentant un aspect marbré de points fortement congestionnés, d'autres jaunâtres, surtout au niveau du bord libre. Les reins sont d'aspect normal.

L'ouverture du genou droit montre l'existence d'une arthrite suppurée ; la synoviale est tapissée par un pus épais. Les cartilages sont normaux.

L'examen du crâne et des centres nerveux montre les faits suivants :

Il existe une double otite suppurée de la caisse.

A la face convexe du cerveau on trouve les méninges congestionnées. Au niveau de la partie antérieure du lobe frontal droit à la surface du lobe temporal droit, la pie-mère est épaisse, adhérente. La substance cérébrale de l'écorce sous-jacente est ramollie, rougeâtre, et se laisse entraîner lorsqu'on enlève la pie-mère. Au niveau du lobe temporal gauche on constate les mêmes lésions. Mais en aucun de ces points il n'y a d'exsudat fibrineux ou suppuré.

Au contraire, au niveau du cervelet on trouve un exsudat purulent par places, au niveau du vermis supérieur, au niveau du vermis inférieur et de la face inférieure des lobes du cervelet ; en ce dernier point, la substance corticale est ramollie, à la surface, en certains points. La pie-mère est épaissie, congestionnée, infiltrée, adhérente à la substance nerveuse.

A l'ouverture du canal rachidien, on trouve les plexus postérieurs gorgés de sang, et le tissu cellulo-adipeux congestionné, rougeâtre. Après incision de la dure-mère à la face postérieure de la moelle, on remarque un léger dépoli de la surface interne de la méninge qui est congestionnée. Les vaisseaux de la pie-mère sont très accusés, gorgés de sang. En quelques points de la région dorso-lombaire, on constate un épaississement opaque de la pie-mère ; en soulevant la méninge avec une pince, on peut en détacher des fragments infiltrés, épaissis, jaunâtres, avec les ciseaux ; mani-festement des dépôts fibrineux existent à ce niveau. Rien d'anor-mal à la face antérieure de la moelle.

Etude bactériologique.

1° *Etude du liquide recueilli par la ponction lombaire.* — On a recueilli aseptiquement 10 cc. de liquide cé-phalo-rachidien dans un tube stérilisé. Ce liquide est louche, nettement fibrineux, donnant au bout de quel-ques minutes un coagulum fibrineux. Ce liquide est cen-trifugé, et le dépôt obtenu est examiné au microscope. On constate la présence d'abondants globules de pus mo-nonucléaires et polynucléaires. Colorées par le liquide de Ziehl dilué, par le violet de gentiane en solution hydro-alcoolique et par le bleu de Lœffler, les lamelles faites avec le dépôt purulent montrent de nombreux diplocoques et des cocci isolés, les uns situés dans l'in-térieur des cellules de pus, les autres en dehors des cellules. Ces cocci sont un peu moins gros que le gono-coque ; mais, en diplocoque, ils rappellent la disposition en grain de café du gonocoque ; toutefois la disposition réniforme de chaque grain est moins accusée et l'on a plutôt la disposition d'un diplocoque divisé en deux par une bande claire transversale.

Par la méthode de Gram, ces micro-organismes sont complètement décolorés.

On ne voit pas d'autres formes microbiennes. Le dépôt du liquide centrifugé est ensemencé sur gélose inclinée, préparée suivant la méthode ordinaire. La quantité d'exsudat déposé à la surface de la gélose est considérable. On obtient en 48 heures, à l'étuve à 37°, des colonies dans le liquide de condensation qui se trouble, et à la surface de la gélose. Ces dernières sont arrondies, à bords polycycliques, de coloration blanchâtre, opaques, de surface un peu irrégulière, de consistance gluante, visqueuse. On trouve sur le même tube des colonies de développement variable. Ces caractères rapprochent les cultures de celles du gonocoque. Les colonies sont formées de cocci de dimensions inégales, disposées en diplocoques et en tétrades, souvent en amas de cocci inégaux. Beaucoup de diplocoques ont l'aspect en grain de café, mais la séparation des deux éléments est moins nette que pour le gonocoque.

Ces cocci se décolorent par le Gram.

Les réensemencements des colonies sur différents milieux ont donné les résultats suivants :

Sur gélose ordinaire, les colonies ne se développent pas.

Sur gélose ascite de Wertheim, on obtient en 24 heures un développement très abondant de colonies ayant les caractères décrits à propos des colonies primitives.

Le développement facile, obtenu sur gélose ordinaire avec le liquide de la ponction ensemencé directement, est dû, vraisemblablement, à la grande quantité du matériel d'ensemencement déposé à la surface de l'agar et au liquide fibrineux abondant versé à la surface.

Sur gélose glycérinée, on obtient très facilement des colonies épaisses, opaques.

Sur gélose, sang de lapin, développement très abondant de colonies semblables.

Sur sérum de bœuf coagulé en 48 heures, on obtient des colonies étalées, transparentes, ayant l'aspect d'une goutte d'eau de condensation.

Sur gélatine à 18°-20°, on n'obtient pas de culture.

Sur pomme de terre, on n'obtient pas de culture.

Sur bouillon ordinaire, il est impossible d'obtenir de culture.

Sur bouillon ascite, on a un trouble marqué après deux jours. On trouve des cocci en amas, en tétrades; pas de chaînettes.

Des tubes d'agar sucré en profondeur pour la culture anaérobie ont été faits. Dans l'agar sucré, additionné d'ascite, on obtient de fines colonies arrondies, mais exclusivement à la surface et dans une épaisseur de 1 millimètre. Le diplocoque est donc strictement aérobie.

Des inoculations ont été pratiquées chez le cobaye et chez la souris. L'inoculation dans le péritoine d'un cobaye de 1 cc. du liquide retiré par la ponction lombaire n'a déterminé aucune réaction chez cet animal ; sacrifié quinze jours après, il ne présentait aucune lésion.

L'inoculation intra-cranienne à un cobaye de un quart de centimètre cube du liquide d'une culture sur gélose de Wertheim le tue en vingt-quatre heures. On trouve à l'autopsie un exsudat méningé renfermant des leucocytes et d'abondants diplocoques.

L'inoculation dans la plèvre d'un cobaye de 1 cc. d'une culture sur gélose Wertheim provenant de l'exsudat méningé du cobaye précédent ne détermine aucune réaction. Sacrifié quinze jours après, l'animal ne présente aucune lésion.

Quelques gouttes d'une culture sur gélose de Wertheim ont été inoculées dans le péritoine d'une souris et dans la plèvre d'une autre souris sans déterminer aucun accident chez ces animaux.

La virulence du méningocoque étudié était donc faible pour ces deux espèces usuelles de laboratoire.

Cependant, en inoculation intra-cranienne, nous avons obtenu une méningite chez le cobaye.

2° *Etude du liquide séro-purulent retiré par la ponction du genou.* — A l'examen direct : aucune forme microbienne.

Ensemencement sur gélose-ascite de Wertheim. Pas de culture.

3° *Examen du liquide purulent retiré par ponction de la plèvre droite.* — A l'examen direct : diplocoques abondants, et amas de cocci; ces micro-organismes n'ont pas de capsule, ne sont pas lancéolés. Ils ne se trouvent pas dans les cellules. Ils restent colorés par le Gram.

Ensemencement sur gélose-ascite et sur gélose ordinaire. Colonies abondantes de staphylocoque doré.

4° L'ensemencement du sang du cœur recueilli aseptiquement, quatre heures après la mort, donne d'abondantes colonies de staphylocoque doré.

OBSERVATION II (inédite).

Méringite cérebro-spinale. — Ponction lombaire. — Guérison.

X..., âgé de 6 ans, entré le 6 juin 1900 à l'hôpital des Enfants (service de M. le professeur Grancher).

L'enfant était entré le 4 juin 1900 dans le service de chirurgie de M. le Dr Brun, pour de la raideur de la nuque avec faiblesse des jambes qui ont fait porter le diagnostic de mal de Pott cervical.

La maladie a débuté brusquement il y a trois semaines par un grand frisson, avec claquement de dents, suivi de vomissements bilieux qui ont duré toute la nuit et toute la journée du lendemain. En même temps l'enfant se plaint de douleurs très vives dans les jambes et dans le ventre. Il a de la fièvre.

Cet état dure quatre jours, sans autre modification que la cessation des vomissements. L'enfant n'a pas de convulsions et ne se plaint pas de la tête. Il n'est pas agité la nuit. Malgré la fièvre vive, il a toute sa connaissance. Le cinquième jour, il se plaint d'une douleur très vive dans la nuque, qui l'oblige à maintenir sa tête immobile, renversée en arrière. Ce phénomène s'accuse nettement les jours suivants. L'opisthotonos est très accusé, la tête est complètement ramenée en arrière, « comme il me serait impossible de le faire », dit la mère. L'enfant est couché en chien de fusil soit sur le côté, soit sur le dos, les cuisses rétractées sur le ventre, les jambes fléchies. Il crie dès qu'on le touche ou qu'on le remue, et se plaint vivement de sa nuque ; par moment aussi, il accuse de la céphalée frontale.

Les membres inférieurs surtout sont très douloureux au moindre déplacement. La fièvre persiste, survenant par accès. L'évolution de la maladie est assez irrégulière, mais l'état s'améliore d'une façon générale. Il y a des jours où l'enfant semble beaucoup mieux, et cette amélioration s'accuse assez pour que, 15 jours après le début, la mère essaie de lever l'enfant à sa demande. Elle l'assied sur une chaise, car il ne peut se tenir sur ses jambes ; la nuque est toujours raide.

Un premier médecin, consulté au début, avait fait le diagnostic de troubles gastriques. Un second confrère, consulté au moment des douleurs, fait le diagnostic de rhumatisme et de *torticolis rhumatismal*. Il prescrit de la quinine, puis du salicylate de soude. L'amélioration constatée le quinzième jour ne s'accusant pas et la douleur de la nuque avec raideur persistant, notre confrère songe à un mal de Pott cervical et, après avoir appliqué des pointes de feu, il parle de mettre une minerve plâtrée.

C'est dans ces conditions que l'enfant est amené à l'hôpital. A son entrée, on constate qu'il est encore fiévreux, 38°. Il n'y a ni déformation osseuse, ni empâtement latéral de la région cervicale. Étant donné la marche et l'évolution fébrile de la maladie, et l'absence de symptômes osseux, M. Brun rejette le diagnostic de mal de Pott et adresse le malade dans le service de la clinique avec le diagnostic de rhumatisme cervical ou méningite.

L'examen de l'enfant à ce moment permet de noter les phénomènes suivants : pâleur de la face, traits tirés, faciès anxieux ; l'enfant est couché sur le dos, les cuisses ramenées vers le tronc, les jambes fléchies. La tête est renversée en arrière et légèrement fléchie vers l'épaule gauche avec une rotation légère à droite. L'opisthotonos est assez accusé, mais quelques mouvements de la tête sont possibles. La colonne vertébrale est douloureuse à la pression, surtout au niveau de la région cervicale. La pression des masses musculaires de la cuisse est très douloureuse, mais l'enfant ne souffre pas au niveau des articulations. Il ne peut se tenir debout sans se soutenir à son lit. Pas de contracture des membres. Pas de clonus pedis. On ne constate pas d'exagération des réflexes patellaires. Il n'y a pas de signe de Kernig net ; cependant l'enfant souffre un peu quand on lui allonge les jambes, dans la position assise. Les seuls troubles de sensibilité sont une hyperesthésie assez accusée, surtout au niveau des membres inférieurs. L'enfant est assez calme et ne crie que lorsqu'on le remue. Il dort la nuit. Il boit du lait facilement. Le pouls est régulier. Pas de troubles oculaires. Rien à l'examen des organes thoraciques et abdominaux. Langue saburrale. Constipation.

Le diagnostic étant hésitant entre un rhumatisme cervical et une méningite cérébro-spinale, on essaie l'action du salicylate de soude à la dose de 4 grammes.

7 juin. Même état. Douleur à la nuque. Fièvre à exacerbations vespérales, T., 38°2. Constipation. Calomel, 0 gr. 15. Salicylate de soude, 3 gr. 50.

8 *juin*. La raideur et la douleur de la nuque se sont accentuées. On trouve le signe de Kernig.

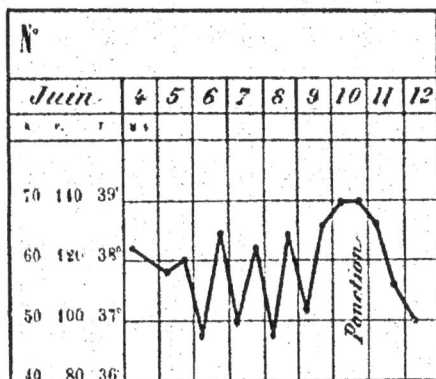

Suppression du salicylate de soude. Bains chauds à 37° toutes les trois heures.

9 *juin*. Même état.

10 *juin*. Élévation de la température à 39°. Raideur de la nuque plus accusée. Signe de Kernig très net.

On pratique la *ponction lombaire* qui donne issue à du liquide céphalo-rachidien louche ; la pression est augmentée. On laisse écouler le liquide pendant quelques minutes et on en obtient facilement 12 à 15 centimètres cubes qui seront examinés au point de vue bactériologique.

Cette ponction confirme le diagnostic de méningite cérébro-spinale.

11 *juin*. La ponction est suivie d'une amélioration de la raideur de la nuque et de la douleur dans les mouvements du cou.

La fièvre est moins vive. T., 37°,8.

12 *juin*. Amélioration notable.

La température est tombée à 37°.

13 *juin*. La température reste à 37°.

L'enfant est plus gai, se laisse examiner sans crier, s'assied dans son lit. Il se tient assis dans son bain sans douleur, ce qu'il

ne pouvait faire jusque-là ; on était obligé de l'y soutenir. Les
mouvements de la tête sont plus libres. Les cuisses ne sont plus
douloureuses. L'enfant s'alimente. La douleur à la pression des
apophyses épineuses est beaucoup moins vive, mais existe toujours, surtout à la région cervicale. Le signe de Kernig est toujours
appréciable, mais moins net. Légère exagération des réflexes
rotuliens. L'enfant ne peut se tenir seul debout. La constipation,
qui avait cédé au calomel, reparaît ; langue toujours saburrale.
Nouvelle purgation.

Continuation des bains chauds.

20 *juin*. Le signe de Kernig a presque disparu ; l'enfant est
encore faible sur ses jambes, mais il reprend sa gaieté et il s'alimente convenablement.

On peut considérer la guérison comme certaine.

Examen bactériologique

Le liquide de la ponction lombaire est louche, laiteux,
fibrineux. La coagulation examinée au microscope renferme de nombreux leucocytes mono et polynucléaires
(ce liquide ensemencé sur agar ascité de Wertheim n'a
pas poussé). On observe dans plusieurs leucocytes des
figures nettes de diplocoques intra-cellulaires auréolés,
ayant l'aspect du méningocoque de Weichselbaum-
Jaeger. Cet examen bactériologique confirme le diagnostic
de méningite cérébro-spinale à méningocoque.

OBSERVATION III (inédite)
due à l'obligeance de *M. le Dr Rendu*.

Méningite cérébro-spinale simulant une fièvre typhoïde. — Guérison lente.

Dum..., Jules, âgé de 18 ans, journalier, entré le 23 avril 1900 à
l'hôpital Necker.

Rien à signaler dans les antécédents héréditaires ou personnels.

Dix jours avant son entrée à l'hôpital, le malade avait ressenti de la fatigue générale accompagnée de céphalalgie, de vertiges, d'anorexie, de diarrhée et d'un peu de fièvre ; tous symptômes assez bénins, auxquels on doit ajouter une toux légère qui remonte à un mois environ. Vers le huitième jour, des vomissements apparaissent ; le malade a une épistaxis, la diarrhée augmente et l'état de faiblesse est considérable.

Le lendemain de son entrée à l'hôpital, le malade, très abattu, est dans un état de délire tranquille. La céphalalgie est violente, accompagnée de rachialgie cervicale. La langue, humide sur les bords, est sèche et fendillée au milieu. La pression de la fosse iliaque droite est douloureuse. La rate semble normale. Un peu de dyspnée ; à l'auscultation, le murmure vésiculaire est rude, pas de râles. Le pouls est bien frappé (92 pulsations) ; il ne présente pas d'irrégularités.

On constate : la raideur de la nuque ; l'ébauche non douteuse du signe de Kernig ; l'abolition des réflexes rotuliens. Pas de taches rosées.

Pas d'albumine dans les urines. T., 39° le matin ; elle s'était élevée à 39°4 la veille au soir.

Traitement : grands lavements froids, bains chauds, calomel, régime lacté.

25 *avril*. Après le bain, la température est tombée au-dessous de 38°. Tous les symptômes se sont amendés notablement, la nuit a été plus calme. Quelques éblouissements, quelques bourdonnements d'oreilles.

Diarrhée ocreuse, fétide ; pouls : 84 ; pas d'irrégularités.

26 *avril*. Parésie vésicale, on doit sonder le malade. Urines non albumineuses. T., 38°8 le matin.

Les jours suivants, l'état général se maintient assez bon ; on cesse les bains.

30 *avril*. La respiration s'accélère, 56 mouvements respiratoires environ par minute. T., 39°,6 ; pouls, 104.

La nuit a été mauvaise ; la céphalalgie est devenue plus violente, le facies du malade est très congestionné. Les douleurs à la nuque et à la colonne vertébrale sont très vives ; décubitus en chien de fusil.

Signe de Kernig absolument typique.

Traitement : huit ventouses scarifiées. Bains chauds.

1er mai. T., 39°2, le matin.

2 mai. Séro-diagnostic négatif.

3 mai. Respiration, 40; pouls, 104; il est plus faible que les jours derniers, mais il n'est pas irrégulier. Saignement de nez, cyanose des mains. Le signe de Kernig est toujours très net.

4 mai. T., 39°4.

Le malade pousse continuellement des gémissements. Douleur à la pression des globes oculaires. Photophobie. Raie méningitique. En fléchissant la tête du malade sur la poitrine, on détermine des éblouissements et des douleurs oculaires.

Ponction lombaire : on retire environ 15 cc. de liquide, opalescent, légèrement louche.

5 mai. T., 36°,8. Dépression, affaissement, sueurs profuses. Un peu d'albumine dans les urines.

6 mai. T., 39°; pouls, 120. La céphalalgie s'amende, mais le cou reste douloureux à la pression. Signe de Kernig moins net.

Traitement : L'antipyrine qui était donnée depuis quelques jours est continuée. Deux bains chauds.

7 mai. Le malade semble aller beaucoup mieux; la nuit a été bonne. La raideur de la nuque a presque disparu.

La langue est humide. Réflexe rotulien normal. T., 38°. P., 100. Respiration, 30.

8 mai. Recrudescence brusque de la maladie. T., 40. P., 100. Respiration, 60.

Céphalalgie, raideur de la nuque des plus violentes. Le pouls reste régulier.

10 mai. L'aggravation continue. Pas de signes pulmonaires. Cyanose des extrémités.

Traitement : Vésicatoire volant à la nuque.

12 mai. Deuxième ponction lombaire : liquide clair. T., 37°. P., 90.

13 *mai*. Amélioration sensible.

15 *mai*. Le pouls bat de nouveau à 130; il y a quelques irrégularités dans le rythme respiratoire. Douleurs violentes à la tête, à la nuque; les gémissements sont continuels.

Traitement : Sangsues aux mastoïdes.

16 *mai*. Bon état général. Peu de douleurs. Pas de fièvre.

Les jours suivants, la température reste normale, et jusqu'à la complète guérison il n'existera plus de fièvre. Les symptômes méningitiques disparaissent progressivement. Dans les premiers jours de juin le malade sort guéri.

Examen bactériologique.

Une première ponction lombaire est faite le 4 mai par M. Poulain, interne du service. On retire environ 15 grammes de liquide louche, presque purulent. Ce liquide est examiné et ensemencé.

Sur *lamelles*, on trouve dans le pus des cocci abondants, souvent intra-cellulaires et ayant les caractères du méningocoque.

Les cultures sont faites sur agar ordinaire; elles poussent abondamment, mais les tubes ne paraissent pas contenir une seule espèce microbienne. Une erreur de technique ayant été possible, une nouvelle ponction lombaire est pratiquée le 12 mai par M. Hallé, chef de clinique à l'hôpital des Enfants, qui a bien voulu nous remettre la note suivante :

Le liquide recueilli est à peine trouble, et 2 heures après la ponction, il s'est déposé dans les tubes et la seringue qui ont servi à le recueillir un dépôt léger, sous forme d'une traînée blanchâtre, s'étendant sur toute la hauteur de la colonne liquide.

Ce dépôt est examiné et ensemencé. Sur *lamelles*, il se montre constitué par des leucocytes polynucléaires, faciles à colorer. On trouve seulement de rares micro-organismes bien colorables; la plupart sont intra-cellulaires, et affectent la forme du méningocoque; beaucoup d'entre eux sont mal colorés, et ont tout à fait l'aspect de certains microbes que l'on cherche à colorer dans des cultures mortes; aussi croit-on être en présence de méningocoques ayant déjà succombé. L'amélioration du malade, l'absence de fièvre, la longue durée de la maladie, rendent cette hypothèse probable et font supposer que les cultures ne seront pas très fertiles.

Cultures. — L'ensemencement est fait sur plusieurs tubes d'agar mélangé d'un tiers de liquide d'ascite; les tubes sont mis à l'étuve à 37°. Pendant les trois premiers jours, il ne se développe aucune colonie. Le quatrième jour apparaissent des colonies en petit nombre sur le tube le plus abondamment ensemencé.

Ces colonies blanchâtres, nacrées, sont constituées par un coccus, tantôt par groupes de deux, tantôt par tétrade. Ce coccus ne reste pas coloré par la méthode de Gram; mais il faut prolonger un peu la décoloration par l'alcool pour obtenir une décoloration complète. Ce coccus, repris sur plusieurs milieux de culture, pousse beaucoup mieux sur les tubes contenant de l'as-

9

cite ou du sang humain. Il arrive cependant, après plusieurs générations, à pousser facilement sur agar ordinaire. Il ne pousse pas sur gélatine à 21°; il pousse seulement sur la zone aérée sur les tubes d'agar sucré profond. Il ne paraît pas pousser du tout à l'abri de l'oxygène.

Ces caractères permettent d'identifier cet organisme au méningocoque de Weichselbaum.

OBSERVATION IV (inédite) (1).

Méningite cérébro-spinale.

Hôpital Necker. Service de M. le D' Barth.

G..., Pierre, âgé de dix-huit ans, maraîcher, entré le 23 mars 1898.

Antécédents héréditaires : Rien à signaler.

Père bien portant : soixante-cinq ans.

Mère bien portante : soixante-quatre ans.

Quatre frères et sœurs bien portants.

Antécédents personnels : Pas de maladie de l'enfance.

En 1893, influenza qui a duré cinq ou six semaines. En 1897, bronchite, sans autres accidents, ayant guéri sans traitement.

Jamais d'hémoptysie, de sueurs, d'amaigrissement.

Il y a dix jours, courbature, brisement des membres, un peu de mal de tête; ne cesse pas de travailler. Le 23 mars, neuf jours après le début, le malade, complètement accablé, s'alite. Il entre à l'hôpital. Ni vomissements, ni diarrhée, ni constipation.

A son entrée, le 23 mars, le malade se tient dans son lit le cou tendu, la tête penchée en arrière. Raideur de la nuque. Agitation

_____

(1) Obs. due à l'obligeance de notre collègue et ami P. Lereboullet.

assez vive, bien qu'il réponde aux questions. Pouls régulier et rapide. Température élevée, 39°7.

Le lendemain, l'agitation de la nuit a fait place à un calme relatif. Raideur de la nuque plus marquée. Somnolence, cris inarticulés; le malade se tient complètement étendu ou replié en chien de fusil. Les membres inférieurs et supérieurs sont animés de mouvements convulsifs, surtout du côté droit, sur lequel il est couché de préférence. La face est congestionnée, les paupières toujours fermées, les lèvres fuligineuses, les narines sèches.

Somnolence, délire; mais le malade entend et comprend bien ce qu'on lui dit, et répond assez facilement. Pas de troubles de la parole, pas de bourdonnements d'oreille. Pas d'inégalité pupillaire. Photophobie. Nystagmus lent. Tire bien la langue qui se dévie légèrement à gauche, tandis que la commissure des lèvres est attirée du côté droit. Pas de contracture des membres. Parésie de tout le côté gauche, face et tronc.

La sensibilité à la chaleur et au froid est diminuée sur tout le côté parésié, et exagérée de l'autre côté. Pas de trépidation épileptoïde. Raie méningitique intense et persistante. Myœdème. Réflexes normaux. Incontinence d'urine.

Pouls fort, vibrant, régulier, 120. Cœur normal. Température, 39°.

Rien à signaler du côté de l'appareil respiratoire. L'appétit est conservé; les digestions se font très régulièrement. Ni vomissements, ni diarrhée, ni constipation. Langue sèche, blanche; ventre rétracté en bateau, non douloureux.

Foie normal.

Les urines n'ont pas été examinées à cause de l'incontinence.

Le diagnostic de méningite cérébro-spinale est posé. Traitement : calomel, 10 centigrammes, en 10 paquets.

Injection de morphine, 1 centigramme.

On applique six sangsues derrière les oreilles.

Le 25 *mars*, apparition d'un herpès labial marqué. Somnolence, délire. La parésie du côté gauche et de la face est plus accentuée.

26 *mars*. — Depuis la veille au soir le malade est entré dans la phase de dépression et le coma est complet le matin. Il reste immobile dans son lit, ne répondant plus aux questions, insensible aux excitations extérieures. Quelques convulsions spasmo-

diques des muscles de la face du côté droit. Clignement fréquent des paupières. Un peu de muco-pus s'est déposé à l'angle interne de l'œil gauche.

Vers midi l'état s'aggrave ; le facies devient asphyxique ; des sueurs abondantes apparaissent. T., 42°. Le pouls, très fréquent, dépasse 160 et devient incomptable. La respiration se ralentit. Raie méningitique accentuée. Herpès labial étendu. Poussée de vésicules confluentes derrière l'oreille gauche.

Mort à midi.

L'autopsie est faite quarante-huit heures après la mort.

Méninges infiltrées d'un pus fibrineux verdâtre, très épais, surtout abondant à la convexité où il forme des traînées suivant le trajet des vaisseaux. La base de l'encéphale est relativement indemne, mais la moelle épinière baigne dans le pus. Ce magma purulent se continue sans interruption, surtout en arrière, avec prédominance au niveau de la queue de cheval. Le pus, très épais, ne peut être aspiré que difficilement par la pipette.

La substance corticale du cerveau est piquetée de rouge et même ecchymotique, en beaucoup de points. Ramollissement diffus de la surface des circonvolutions ainsi que du tissu épendymaire dans les ventricules latéraux. La couronne rayonnante de Reil et les corps opto-striés sont relativement sains ; il en est de même de la protubérance, du bulbe et des nerfs bulbaires. Les sinus frontaux sont sains. Le péricarde est sain ; le myocarde et l'endocarde également, à part un léger bourrelet embryonnaire d'aspect récent sur le bord libre de la valvule mitrale. Les autres valvules sont saines.

Poumons pâles, élastiques en avant ; lobes postérieurs engoués et splénisés ; les orifices des bronches sectionnées laissent sourdre du muco-pus. Les plèvres saines sont entièrement libres d'adhérences.

Foie gros, mou, marbré de taches jaunâtres (foie infectieux).

Rate grosse, mais ferme ; non diffluente.

Reins moyens ; offrant les lésions de la néphrite épithéliale dégénérative au premier degré. Autres organes sains.

L'examen histologique des pièces n'a pas été fait, l'autopsie n'ayant eu lieu que tardivement.

L'examen du muco-pus oculaire et du pus recueillis à l'autopsie a montré la présence d'abondants diplocoques encapsulés, prenant le Gram et rappelant l'aspect objectif du pneumocoque, qui semble bien devoir être mis en cause comme agent de cette méningite cérébro-spinale.

Observation V (inédite).

Méningite pneumococcique. — Pneumonie franche.

Hôpital Necker. Service de M. le Dr Barth.

G..., Louis, âgé de 22 ans, brocheur, entré le 25 juin 1898. Mort le même jour.

Le malade est alité depuis huit jours pour une affection des voies respiratoires ; la veille de son entrée à l'hôpital, il a présenté les premiers symptômes de délire et d'agitation qui ont déterminé son admission d'urgence le 25 juin.

L'agitation est extrême ; mouvements incessants des bras et des jambes ; le malade cherche à se lever et l'excitation est telle qu'on doit l'attacher. Il murmure des paroles incohérentes.

Le matin les bras sont contracturés, la tête dans la rectitude légèrement renversée en arrière, les mâchoires serrées. Cyanose de la face. Respiration stertoreuse. Les contractures apparaissent surtout quand on cherche à étendre les membres, qui, en dehors des mouvements provoqués, sont spontanément agités de mouvements incessants. On ne peut, dans ces conditions, rechercher l'état des réflexes rotuliens. La sensibilité est obtuse au pincement et à la piqûre. La sensibilité profonde semble conservée sans qu'on puisse constater de différence entre les deux côtés. Raie méningitique facile à faire apparaître et persistant longtemps. Raideur de la nuque assez marquée ; légère contracture des mâchoires ; nystagmus lent. On ne constate ni inégalité pupillaire, ni strabisme. Météorisme abdominal considérable. T., 41°2. Pas de rétention d'urine. Le pouls est rapide, 132, régulier comme rythme, mais d'intensité inégale. Aucun souffle au cœur, mais les bruits sont difficiles à percevoir à cause des mouvements respiratoires bruyants et rapides : environ 64 à la minute.

Matité dans toute la hauteur du poumon gauche ; râles crépitants et sous crépitants avec souffle tubaire marqué, prédominant dans la fosse sous-épineuse et se propageant dans l'aisselle. Pas d'expectoration. Dyspnée assez intense, sans toux. Pas de vomissements. Le malade ne se rend pas compte de ce qui se passe autour de lui, ne répond pas aux questions posées, quoique de temps à autre il semble comprendre ce qu'on lui dit, parle de sa profession, mais ne peut renseigner sur sa maladie. Constipation : un premier lavement n'est pas suivi d'effet ; un deuxième lavement purgatif est rendu sans résultat. Le météorisme s'accentue de plus en plus.

L'agitation diminue, mais c'est pour faire place, peu à peu, au coma. Météorisme abdominal considérable. Le pouls devient filiforme, incomptable. Respiration, 56. Température, 41°,8 une demi-heure avant la mort qui survient à six heures du soir, après neuf jours de maladie et quinze heures de présence à l'hôpital.

Un peu d'urine recueillie s'était montrée très riche en albumine.

Autopsie. — Cerveau : La dure-mère incisée, on voit les circonvolutions antérieures œdématiées et à leur surface on observe des nappes purulentes occupant les sillons et incisures surtout dans la partie tout antérieure de la région frontale, empiétant néanmoins un peu sur la zone motrice. Injection marquée des circonvolutions, mais pas le moindre exsudat au niveau de l'origine des nerfs crâniens. Le cerveau enlevé et chaque hémisphère séparée, on ne voit rien à droite, à part de la congestion; nappe purulente au niveau de la première circonvolution frontale, surtout à sa partie antérieure. C'est également à la première circonvolution frontale, et à gauche, que les lésions sont le plus marquées. A la face interne de la première circonvolution frontale, en avant du lobule paracentral, on observe, soit dans le tissu cérébral lui-même, soit dans les incisures, une série de petits points blanchâtres, translucides, non saillants et mal délimités. Les méninges très vascularisées se décortiquent facilement; à leur surface interne, série de nodules purulents.

La coupe montre les parois ventriculaires injectées, mais sans lésions; pas de foyer de ramollissement sous-cortical ou profond. Bulbe et cervelet sans lésions apparentes.

Moëlle : A l'ouverture de la dure-mère spinale, la moelle apparaît

nettement vascularisée. Mais il n'y a pas de liquide purulent ou
séro-purulent dans le canal dure-mérien et, à part la vascularisa-
tion très intense, plus marquée au niveau du renflement lombaire,
où les plexus veineux paraissent thrombosés, on ne constate
aucune lésion.

Au poumon gauche, hépatisation rouge dans toute la hauteur,
surtout accentuée à la partie supérieure du lobe inférieur. Le
poumon droit est légèrement engoué, mais sans hépatisation.

Foie pâteux, légèrement congestionné. Rate volumineuse, molle,
diffluente.

Reins sans lésions notables. Le cœur est normal.

Rien dans la cavité péritonéale, qui ne présente pas de lésions
apparentes.

L'examen histo-bactériologique a montré qu'en dépit de l'aspect
des points blanchâtres signalés au niveau de certaines circonvolutions, on ne se trouvait pas en présence de nodules tuberculeux.
L'examen bactériologique a révélé la présence du pneumocoque
dans l'exsudat purulent des méninges.

Observation VI (inédite).

Méningite cérébro-spinale suppurée.

M..., Pierre, âgé de trente-sept ans, journalier, entre le
11 septembre 1898, dans l'après-midi, à l'hôpital Necker, service
du D Barth, suppléé par le D Méry.

Il entre, dit-il, pour des douleurs abdominales et de la diarrhée.
Interrogé, il répond mal aux questions. Il dit être malade depuis
quelques jours, mais ne peut préciser la date exacte du début; il
se plaint de céphalée vive et de douleur à la nuque. Pas de vomissements (au moins pendant son séjour à l'hôpital). Pas de constipation; au contraire, diarrhée sans caractères bien spéciaux.

À l'examen, le malade présente ébauchée l'attitude en chien de
fusil. Le ventre, qui ne paraît pas notablement rétracté, est souple,
non douloureux; la raie méningitique est facile à produire. Les
jambes sont facilement étendues et fléchies lorsque le malade est
couché. Lorsqu'il est assis, il est plus difficile de les étendre, et
elles sont normalement en flexion; l'extension est, néanmoins, possible, et le signe de Kernig ne paraît pas exister nettement.

La contracture de la nuque est peu marquée.

Le pouls est rapide, mais régulier. T., 39°. Les urines examinées ne contiennent pas d'albumine.

L'ensemble de l'attitude du malade, sa manière de répondre, son aspect bizarre, faisaient penser plus à un sujet en imminence de delirium tremens qu'à un malade atteint de méningite. Vers dix heures du soir, le même jour, il est pris de convulsions intenses, surtout marquées au membre supérieur droit, et meurt rapidement.

A l'*autopsie*, pratiquée le 16 septembre, pas d'altérations notables des viscères. Foie volumineux, congestionné, avec les caractères du foie infectieux.

Cœur sans lésions appréciables, si ce n'est un peu de surcharge graisseuse.

Poumons difficilement libérés à cause d'adhérence pleurale marquée; congestionnés surtout aux bords, avec nombreux tubercules paraissant dus à une poussée tuberculeuse récente et prédominant dans le poumon droit.

Rate volumineuse et diffluente.

Reins paraissant peu altérés.

Ce sont les lésions du cerveau qui dominent; sur tout l'hémisphère droit, nappe de pus compact, jaune-verdâtre, qui remplit les scissures et couvre également, mais de manière bien moins marquée, l'hémisphère gauche. A la base, le pus est très abondant, surtout dans la région bulbo-protubérantielle. La surface du cervelet est également envahie. A la section de l'hémisphère droit, le pus semble avoir pénétré dans le ventricule latéral dont il tapisse la paroi. Il y a un foyer de ramollissement profond dans le lobe occipital. Dans l'hémisphère gauche, bien que le pus pénètre dans la profondeur des scissures, les lésions restent limitées à la superficie; il n'existe aucune altération profonde.

La moelle baigne entièrement dans le pus. Celui-ci, à l'ouverture du canal rachidien, paraît surtout abondant dans la région cervicale. Epais, visqueux, il adhère aux deux faces de la moelle sur presque toute sa hauteur.

L'examen direct du pus montre sur frottis, après coloration simple, une grande abondance de microbes revêtant pour la plupart la forme de diplocoques, mais assez variables d'aspect,

parfois à forme de diplobacilles, ou en courtes chaînettes. Beau
coup sont nettement intra-cellulaires, d'autres extra-cellulaires;
sur les frottis traités par la méthode de Gram, la plupart des
microbes, et notamment les formes endocellulaires, se décolorent;
seuls, quelques diplocoques extra-cellulaires restent colorés et
revêtent, soit l'aspect de diplocoques lancéolés, soit de diplocoques dont les grains sont disposés en accent circonflexe, formant de courtes chaînettes ou des amas irréguliers. Aucun de ces
microbes ne paraît présenter d'auréole ni de capsule nettement
colorable. Les cultures sur milieux ordinaires (gélose et bouillon)
ne donnent aucune colonie. L'ensemencement sur tubes de sérum
coagulé donne quelques fines colonies blanches, qui, à l'examen
microscopique, se montrent constituées par des diplocoques prenant le Gram et dont l'aspect est assez variable; le plus grand
nombre nettement disposés en diplocoques, d'autres formant de
courtes chaînettes, d'autres disséminés sous forme de cocci isolés.

L'examen du pus semble donc avoir révélé la présence de deux
espèces microbiennes : un diplocoque assez polymorphe dans son
aspect objectif, souvent endocellulaire, ne prenant pas le Gram et
qui n'a pu être cultivé; un autre diplocoque, plus constant dans
sa forme, plus rare sur les frottis et nettement extra-cellulaire et
qui, seul, a poussé sur sérum coagulé.

Il n'a pas été fait d'inoculation.

CONCLUSIONS

— Les épidémies de méningite cérébro-spinale ne sont pas dues à la réunion fortuite d'un certain nombre de cas de méningite : elles relèvent d'une cause spécifique;

— La coexistence, si souvent signalée, d'autres maladies infectieuses, telles que la pneumonie, la grippe, avec la méningite cérébro-spinale ne doit pas impliquer l'idée d'une relation de cause à effet;

— Divers éléments pathogènes sont susceptibles de produire la méningite cérébro-spinale, parmi lesquels il faut retenir le pneumocoque et le méningocoque;

— Bien que le pneumocoque paraisse intervenir dans un certain nombre de cas, la bactériologie nous apprend que, parmi les méningites cérébro-spinales, il en est un grand nombre dans lesquelles on peut déceler un agent pathogène spécial;

— Cet organisme, qui n'est ni le pneumocoque de Talamon-Fränkel, ni le streptocoque pyogène, peut être individualisé par ses caractères morphologiques, histochimiques, biologiques et par l'expérimentation : c'est le méningocoque;

— Les faits bactériologiques tendent à démontrer que

le méningocoque joue dans la pathogénie de la méningite cérébro-spinale épidémique un rôle de plus en plus prépondérant;

— Le méningocoque s'imposera-t-il un jour comme l'agent pathogène exclusif de la méningite cérébro-spinale épidémique vraie? Il appartient aux recherches ultérieures de trancher la question;

— Cliniquement, il n'existe pas de signe pathognomonique permettant d'affirmer avec certitude, dans un cas donné, l'existence d'une méningite cérébro-spinale, si ce n'est la ponction lombaire;

— C'est aussi la ponction lombaire seule qui permettra de déterminer la nature méningococcique de la méningite. Toutefois, au point de vue clinique, cette forme paraît être plus franchement épidémique, survenir à titre d'infection primitive, avoir un début moins brusque, présenter souvent une phase prodromique caractérisée par de la fatigue générale, des vomissements, des arthralgies; ces phénomènes précèdent les manifestations cérébro-spinales proprement dites; l'évolution paraît plus lente et les rémissions semblent être plus fréquentes;

— Le pronostic de la forme épidémique est moins grave que celui des autres méningites cérébro-spinales, et la guérison est possible même après l'apparition du pus;

— La ponction lombaire est indispensable, mais suf-

fisante dans la plupart des cas pour affirmer le diagnostic ;

— Au point de vue du traitement, les bains chauds répétés et prolongés doivent être employés; la ponction
lombaire pourra donner des résultats favorables.

BIBLIOGRAPHIE

ANTONY et TERRÉ. — Recherches bactériologiques dans la méningite cérébro-spinale. *Arch. de méd. et de pharm. mil.*, Paris, 1898, XXXI, 431-433.

ASSIMIS (D.). — Méningite cérébro-spinale épidémique : quelques cas observés à la clinique du Pr C. P. Delyannis., *Presse méd.*, 1898, I, p. 289-291.

AUFRECHT. — Des bains chauds dans le traitement de la méningite cérébro-spinale. *Semaine méd.*, 1896, n° 26, p. 207.

AXENFELD (T.). — Ein Beitrag zur Lehre der Augen-Complicationen, besonders der citrigen Entzündung des Bulbus bei der Meningitis cerebro-spinalis suppurativa. *Monatsschr. f. Psychiat. u. Neurol.*, Berlin, 1897, t. II, p. 413-427. — *Von Graefe's Archiv für Ophtalmologie*, 1894, vol. XL, n° 3, p. 113.

BEZANÇON (F.) et GRIFFON (V.) — Caractères distinctifs entre le méningocoque et le pneumocoque par la culture dans les sérums. *Bull. et mém. Soc. méd. des hôp. de Paris*, 1898, 3e série, t. XV, p. 887-890.

BOYER (J.). — Essai sur l'étiologie et la nature de la méningite cérébro-spinale épidémique, Bordeaux, 1889, in-4°, p. 52, n° 37.

BÉCLÈRE (A.). — Un nouveau cas de méningite cérébro-spinale suppurée chez l'adulte. *Bull. et mém. Soc. méd. des hôp. de Paris*, 1898, 3e série, t. XV, p. 427-431.

BENEDIKT (M.). — Ueber eine Epidemie von Meningitis cerebrospinalis. *Med. Correspondenzblatt d. Würt. ärztl.*, Stuttgart, 1897, t. LXVII, p. 137-143.

BONOME (A.). — Ueber die Unterscheidungsmerkmale zwischen dem Streptococcus der epidemischen cerebro-spinal Meningitis und dem Diplococcus pneumoniæ. *Centralbl. f. Bacteriol. u. Parasitenk.*, Iena, 1890, t. VII, p. 102. — Zur Ætiologie der Meningitis cerebro-spinalis epidemica, *Beitr. z. path. Anat. u. z. allg. Path.*, Iena, 1890, t. VIII, p. 371-370.

BAAZ-GRAZ (H.) — Die cerebro-spinal Meningitis, deren Wesen und Behandlung, *Berl. und Neuwied, L. Henser*, 1888, in-8°, p. 31.

BLUMM (H.) — Ueber Meningitis cerebro-spinalis epidemica. *Münchena. und med. Wochenschr.*, 25 juin 1889, t. XXXVI, p. 440.

BELOW (E.) — Die Epidemie von Aransa. *Allg. med. Centralzeitung*, Berlin, 1896, LXV, p. 1210.

BRÜCHER (C.) — Ueber Meningitis cerebro-spinalis beim Pferde, *Berl. thierärztl. Woch.*, 1891, VII, p. 33-35.

BORDONI-UFFREDUZZI. — *Deut. med. Woch.*, 1886, n° 15.

COUNCILMAN MALLORY et WRIGHT. — *Epidemic cerebro-spinal meningitis*, Boston, 1898.

CHANTEMESSE. — *Académie de médecine*, 22 mai, 1888. — *Soc. méd. des hôp.*, 9 décembre, 1898.

CHIPAULT. — La ponction lombo-sacrée. *Académie de médecine*, 6 avril 1897.

CRITZMANN. — La méningite cérébro-spinale épidémique. *Ann. d'hyg.*, Paris, 1893, 3e série, XI, p. 115-124.

CONSALVI (G.). — Des injections sous-cutanées de sublimé dans le traitement de la méningite cérébro-spinale épidémique. *Semaine méd.*, 1896, 16 janvier, n° 4, XIV.

CAMIADE. — La méningite cérébro-spinale et les récentes épidémies de Bayonne (1897-1898). *Thèse*, Paris, 1899.

CLAVERIE. — *Thèse*, Bordeaux, 1886.

COLIN (L.). — *Traité des maladies épidémiques des armées*, 1879.

DELVAILLE. — Autour d'une épidémie (Bayonne, 1837-1897). Paris, 1898.

DESOIL (P.). — Note sur deux cas de méningite cérébro-spinale observés à Lille en mai 1898. *Echo méd. du Nord*, Lille, 1898, II, p. 316-320.

EBERTH. — *Deut. Arch. f. klin. Med.*, vol. XXIX.

FLORAND. — Un cas de méningite cérébro-spinale épidémique. *Bull. et mém. Soc. méd. des hôp.*, Paris, 1898, 3e série, XV, p. 330-333.

FRONZ (E.). — Ueber eiterige Gelenk-Entzündungen im Verlaufe der Meningitis cerebro-spinalis epidemica, *Wien. klin. Wochenschr*, 1897, X, p. 351-353.

FINKELSTEIN (H.). — Zur Aetiologie der Meningitis cerebro-spinalis epidemica. *Charité-Annalen*, Berlin, 1895, XX, p. 297-302.

FOA (P.) et BORDONI-UFFREDUZZI (O.). — Ueber die Aetiologie der Meningitis cerebro-spinalis epidemica. *Zeitschr. f. Hyg.*, Leipzig, 1888, IV, p. 67-93.

FOA. — *Baumgarten's Jahrbuch*, 1886.

FÜRBRINGER (P.). — Tödtliche cerebro-spinal Meningitis und acute Gonorrhœ. *Deut. med. Wochenschr.*, Leipz. u. Berlin, 1896, XXII, p. 424-426. — *Semaine méd.*, 1897, p. 241.

FAURE-VILLARS. — *Recueil des mém. de méd. milit.*, 1840.

FRÄNKEL (A.). — Deut. med. Wochenschr., 1886, n° 13. — Zeitschr. f.
    kl. med., vol. XI, n°° 5 et 6.

GESCHWIND (H.). — Recherches et observations épidémiologiques
    sur la méningite cérébro-spinale. Arch. de méd. et de pharm. milit.,
    Paris, 1898, XXXIII, p. 153-167.

GOLDSCHMIDT (F.). — Ein Beitrag zur Ætiologie der Meningitis
    cerebro-spinalis. Centralbl. f. Bacteriol. u. Parasitenk., Iena, 1887,
    II, p. 619-631.

GESCHWIND. — Archives de méd. et de pharm. militaires, septembre-
    octobre, 1898.

HENKE (F.). — Beitrag zur Bacteriologie der acuten primären cere-
    bro-spinal Meningitis. Arb. a. d. Geb. de path. Anat. Inst. zu
    Tubingen, 1891, 6, II, p. 279-292.

HULSMANN (K.-A.). — Drei Fälle von chronischen Hydrocephalus
    nach abgelaufener Meningitis cerebro-spinalis epidemica. Kiel,
    chez H. Fiencke, 1889, in-8°, p. 18.

HAUSER (G.). — Kurze Mittheilung über das Vorkommen den
    Fränkel'schen Pneumoniecoccen in einem Falle von Meningitis
    cerebro-spinalis. München. med. Wochenschr., 1888, XXXV, p. 599.

HÜTTENBRENNER (A. von). — Ueber einige Veränderungen der
    Gehirnrinde bei der tuberculösen Entzündung der Piamater,
    Zeitschr. f. Heilk. Prague, 1887, VIII, p. 475-502.

HOLDHEIM (W.). — Beitrag zur bacteriologischen Diagnose der epi-
    demischen Genickstarre mittels der Lumbalpunction. Deut. med.
    Wochenschr., Leipz. et Berlin, 1896, XXII, p. 550.

HEUBNER (O.). — Beobachtungen und Versuche über den Meningo-
    kokus intra-cellularis (Weichselbaum-Jæger), Jahrb. f. Kinderh.,
    Leipzig, 1896, XLIII, p. 1-22. — Zur Ætiologie und Diagnose
    der epidemischen cerebro-spinal Meningitis. Deut. med. Wo-
    chenschr., Leipz. et Berlin, 1896, XXII, p. 423.

HÜNERMANN. — Epidemiologisches und Bacteriologisches über cere-
    bro-spinal Meningitis. Deut. med. Wochenschr., Leipz. et Berlin,
    1899, XXV, p. 641. — Bakteriologische Untersuchungen über
    Meningitis cerebro-spinalis. Zeitschr. f. klin. Med., Berlin, 1898,
    XXXV, p. 436-462.

HARTHUNG (O.). — Ueber epidemische cerebro-spinal meningitis in
    Kiel; à Kiel, Schmidt et Klaunig, édit., 1888, in-8°, p. 37.

HEYDENREICH. — La ponction lombaire. Semaine méd., 17 août 1898,
    n° 43.

HENOCH. — Zur Pathologie der Meningitis cerebro-spinalis. Charité-
    Annalen, 1886, p. 575.

HERTZOG. — The med. Herald., 1894.

JAEGER (H.). — Zur Aetiologie den Meningitis cerebro-spinalis epidemica. *Zeitschr. f. Hyg. u. Infection.* Leipzig, 1895, XIX, p. 351-370.

JEURIM (M.). — Anwendung von heissen Bädern in fuuf Fällen von cerebro-spinal Meningitis. *Therap. Monatsh.*, Berlin, 1896, X, p. 581-583.

JAFFÉ. — *Deut. Archiv für klin. Med.*, 1882, XXX, p. 332.

JACCOUD. — *Traité de pathologie interne.*

KOFFLER (A.). — Ueber den diagnostischen Werth der Quincke-schen Punktion im Anschlusse an einige geheilte Fälle von Meningitis cerebro-spinalis. *Ungar. med. Presse,* Budapest, 1898, III, p. 1049.

KOHLMANN. — Zur Aetiologie und Contagiosität der Meningitis cerebro-spinalis. *Berl. klin. Wochenschr.*, 1880, XXVJ, p. 375-378.

KAMEN (L.). — Zur Aetiologie der cerebro-spinal Meningitis. *Centralbl. f. Bakteriol.,* etc., Iena, 1898, XXIV, p. 513-556.

KERNIG. — Ueber ein wenig bemerktes Meningitis Symptom. *Berl. klin. Wochensch.*, 2 décembre, 1884.

KIEFER (F.). — Zur Differential-Diagnose des Erregers der epidemischen cerebro-spinal Meningitis und der Gonorrhoe. *Berl. klin. Wochenschr.*, 1896, XXXIII, p. 628-630.

KISCHENSKY (D.). — Zur Aetiologie der cerebro-spinalen Meningitis. *Centralbl. f. allg. Path. u. path. Anat.,* Iena, 1896, VII, p. 401-421.

KLEMPERER (F.). — Zur Bedeutung des Herpes labialis bei der cerebro-spinal Meningitis. *Berl. klin. Wochenschr.*, 1893, XXX, p. 693-696.

KRUMHOLTZ (H.). — Beitrag zur Statistik der cerebro-spinal Meningitis. Kiel, chez K. Handorff, édit., 1892, in-8°, p. 24.

KRONIG. — Valeur clinique de la ponction lombaire. *Semaine méd.,* 1857, p. 437.

KLEBS. — *Arch. f. exp. Path.,* Vol. IV.

LECLAINCHE (E.). — La méningite cérébro-spinale épizootique. *Méd. mod.,* Paris, 1896, n° 92, p. 697.

LA NEELE (F.). — Réflexions à propos d'un cas de méningite cérébro-spinale non épidémique (Lille). Caen, 1888, 3° s., in-4°, p. 61.

LEMOINE (G.). — Une épidémie de méningite cérébro-spinales *Arch. de méd. et de pharm. mil.,* Paris, 1892, XX, p. 31-100.

LEYDEN (V.). — Discussion sur le mémoire de M. Heubner : De l'étiologie et du diagnostic de la méningite cérébro-spinale épidémique. *Méd. mod.,* Paris, 1896, n° 55, p. 437. — *Centralbl. f. klin. Med.,* 1883.

LEICHTENSTERN. — *Deut. med. Wochenschr.*, 1885, n° 31.

LAVERAN. — *Traité des maladies des armées.*

LENHARTZ. — Sur la valeur diagnostique de la ponction lombaire. *Semaine méd.*, 1897, p. 137.

LÖWENTHANER (M.). — Zur Aetiologie der Meningitis cerebro-spinalis epidemica deren Behandlung. *Centralbl. f. klin. Med.*, Leipzig, 1889, X, p. 521.

LEICHTENSTERN (O.). — Die epidemische Genickstarre (Meningitis cerebro-spinalis epidemica) in den Provinzen Rheinland und Westphalen mit besonderer Berücksichtigung der Epidemie in Köln, in Jahre 1885. *Festschr. d. med. Rheine.* Bonn., 1893, p. 12-82.

MARFAN. — *Traité des maladies de l'enfance*, 1898.

MAYER (G.). — Ein Beitrag zur Pathologie der epidemischen cerebrospinal Meningitis. *München. med. Wochenschr.*, 1898, XLIX, p. 1116.

MEDVEI (B.). — Meningitis cerebro-spinalis im Anfange des Abdominaltyphus. Heilung. *Internat. klin. Rundschau*, Vienne, 1891, V, p. 1311-1383.

MISSIR (C.). — Un cas de méningite cérébro-spinale épidémique vérifié par l'autopsie. *Bull. de la Soc. de méd. de Jassy*, 1894-1895, VIII, p. 87-97.

MARCHOUX. — Trois cas de méningite cérébro-spinale épidémique observés à l'hôpital de Saint-Louis (Sénégal). *Arch. d. méd. nav. et col..* Paris, 1896, LXVI, p. 40-48.

NETTER. — *Bull. et mém. soc. méd. des hôp. de Paris*, 1899, 3° s., XVI, p. 2-6. — Diagnostic de la méningite cérébro-spinale (signe de Kernig, ponction lombaire). *Semaine méd.*, Paris, 1898, XVIII, p. 281-284. — *Ann. de méd. et chir. infant.*, Paris, 1898, II, p. 368-372. — *Bull. méd.*, Paris, 1898, XII, p. 474. — *Bull. et mém. soc. méd. des hôp.*, Paris, 1898, 3° série, XV, p. 400-416. — Nouveaux cas de méningite cérébro-spinale épidémique. *Bull. et mém. soc. méd. des hôp.*, Paris, 1898, 3° s., XV, p. 431-436. — Importance du signe de Kernig pour le diagnostic des méningites. *J. de clin. et de thérap. inf.*, Paris, 1898, VI, p. 603-624. — *Bull. et mém. soc. méd. des hôp. de Paris*, 1898, 3° série, XV, p. 639-647 ; *Soc. méd. des hôp.*, 1899.

NEEF (DE). — Notes sur quelques cas de méningite cérébro-spinale observés dans la garnison de Bruxelles. *Arch. méd. belge.* Bruxelles, 1897, janvier, n° 1, p. 5.

OEBEKE. — Ueber Meningitis cerebro-spinalis. *Berl. klin. Wochenschr.*, 1891, XXVIII, p. 1015.

OSTERMAIER (P.). — Ein Fall von Meningitis cerebro-spinalis syphi-

litica, *Ann. d. allg. Krankenh. zu München* (1880-1881), 1889, |IV,
   p. 147-165.

ORTMANN (P.). — Beitrag zur Ætiologie der acuten cerebro-spinal
   Meningitis. *Arch. f. exp. Path. u. Pharm.*, Leipzig, 1887-1888,
   XXIV, p. 291-311.

PANIENSKI. — Die epidemie von Genickstarre in der Garnison Karls-
   ruhe während des Winters 1892-1893. *Deut. mil. ärztl. Zeitschr.*
   Berl. 1893, XXIV, p. 337-359.

PETERSEN (G.). — Zur epidemiologie der epidemischen Genickstarre.
   Deut. med. Wochenschr. Leipz. et Berl. 1896, XXII, p. 579-581.

PRESSER (L.). — Zwei Fälle von Meningitis cerebro-spinalis epidemica sporadica, *Prag. med. Wochenschr.*, 1891, XVII, p. 475-477.

QUINCKE. — Die Lumbalpunction des Hydrocephalus, *Berl. klin.
   Wochenschr.*, 17 sept. 1891, n° 38.

QUADU. — Ein Fall von Meningitis cerebro-spinalis epidemica mit
   verschiedenen Localisationen, *Wien. med. Presse*, 1895, XXXVI,
   p. 1826.

RICHARD (E.). — Art. TYPHUS du *Diction. de méd. et de chir. pra-
   tiques*, 1885.

RENDU. — Méningite cérébro-spinale épidémique. Cirrhose du foie
   avec varices œsophagiennes. *J. de méd. et chir.*, Paris, LXX,
   p. 339-311. — Clinique : méningite cérébro-spinale anormale.
   Journ. de méd. interne, 15 juin 1900, n° 12.

RANDOLPH. — *Riforma medica*, 1893, vol. IV.

RIGHI. — Méningite cérébro-spinale. *Presse méd.*, Paris, 1895, III,
   p. 201.

STIÉNON(L.). — Un cas de méningite cérébro-spinale blennorrhagique.
   J. de méd. de chir. et de pharmacol. Bruxelles, 1892, XCIV, p. 113-118.

SCHIRMER. — *Klinische Monatsblätter für Augenheilkunde*, 1865, p. 273.

STRUMPELL. — *Zeitschrift für klinische Medicin.*, 1882, XXV, p. 600.

SENGER. — *Arch. f. exp. Pathol.*, vol. 20.

SENATOR et HENOCH. — *Charité-Annalen*, Berlin, 1885. Valeur clinique de la ponction lombaire.

STADELMANN. — Société de méd. int. de Berlin. *Semaine méd.*, 1897,
   p. 399.

STRUMPELL et de WEIGERT. — *Deut. Archiv f. k. Med.*, vol. 30.

STEIN (S. VON) — Ein Fall von Meningitis cerebro-spinalis epidemica
   mit doppelseitiger Otitis ; Trepanation beider Processus masti
   Bloslegung des sinus transversi, Genesung. *Zeitschr. f. Ohrenh.*
   Wiesbaden, 1898, XXXII, p. 258-262.

SCHIFF (A.). — Ueber das Vorkommen des Meningococcus intra-
   cellularis (Weichselbaum) in der Nasenhöhle nicht Meningitis

Kranker Individuen. *Centralbl. f. innere Med.*, Leipz., 1898, XIX, p. 57*-586.

SCHIRMER (G.). — Einreibungen von Unguentum Crede bei Meningitis cerebro-spinalis epidemica. *N. Jahrbericht med. Wochenschr.*, 1898, X, p. 551-*

SCHWABACH. — Ueber Gehörstörungen bei Meningitis cerebro-spinalis und ihre anatomische Begründung. *Zeitschr. f. klin. Med.*, Berl., 1890-1891, XVIII, p. 274-297.

SCHERER. — Diagnose der epidemischen cerebro-spinalis Meningitis, *Centralbl. f. Bakteriol. u. Parasitenk.*, Iena, 1895, XVII, p. 133-143.

SPITZER (L.). — Zur Geschichte der cerebro-spinalis Meningitis nebst einem Beitrage zur Kenntniss ihres Zusammenhanges mit der croupösen Pneumonie. *Allg. Wien. med. Zeitung.*, 1895, XL, p. 145-157-169.

THIBIERGE (G.) et LABBÉ (E.) — Méningite cérébro-spinale à pneumocoques chez une femme atteinte de tuberculose pulmonaire. *Mercredi méd.*, Paris, 1892, III, p. 133.

THIERCELIN (E.) et ROSENTHAL (G.). — Sur un cas de méningite cérébrale à méningocoques avec septicémie constatée pendant la vie : étude clinique et bactériologique. *Bull. et mém. soc. méd. des hôp. de Paris*, 1899, 3° série, XVI, p. 227-236.

TORDENS (E.). — Observation de méningite cérébro-spinale tuberculeuse. *La Clinique de Bruxelles*, 1895, IX, p. 465-471.

TRANTZEN. — Ueber einen durch cerebro-spinalis Meningitis complicirten Fall von Apoplexie. *Deut. med. Wochenschr.*, Leipz. et Berl., 1898, XXIV, p. 270.

URBAN (K.). — Beitrag zur Meningitis cerebro-spinalis epidemica. *Wein med. Wochenschr.*, 1897, XLVII, p. 1757-1807-1849-1895.

VIGNE. — Relation d'une épidémie de méningite cérébro-spinale. *Thèse*, Paris, 1895.

VAUDREMER. — Méningite suppurée non tuberculeuse. *Thèse*, Paris.

WEICHSELBAUM (A.). — Ueber die Ætiologie der akuten Meningitis cerebro-spinalis. *Fortschr. d. Med.*, Berl., 1887, V, n° 18, p. 573-620-626. — *Wiener med. Jahrb.*, 1886.

WILBRANDT et SÆNGER. — *Die Neurologie des Auges*, Wiesbaden, vol. I, p. 257.

WITTESMEIER. — Zur Statistik und Ætiologie der Meningitis cerebro-spinalis. *Vereinsblatt d. pfälz Aerzte Frankenthal*, 1889, V, p. 6-20.

WALTER. — 22 Fälle von cerebro-spinalis Meningitis. *Vereinsblatt d. pfälz Aerzt. Frankenthal*, 1891, VII, p. 152-155.

WOLFF (F.). — Das Verhalten der Meningitis cerebro-spinalis zu den Infections-Krankheiten. *Festchr. z. Eröff. d. allg. Krankenk zu Hamb.* Eppendorf. Hamburg, 1889, p. 109-118. — Zur Ætiologie der Meningitis cerebro-spinalis in Hambourg. *Festschr. z. Eröff. d. allg. Krankenk zu Hamb.* Eppendorf. Hamburg, 1889, p. 112-127. — Bemerkungen über das Verhalten der cerebro-spinalis Meningitis zu den Infectionskrankheiten. *Deut. med. Wochenschr.*, Leipz., 1887, XIII. p. 1080-1081. — Die Meningitis cerebro-spinalis epidemica im Hambourg. *Deut. med. Wochenschr.*, Leipz., 1888, XIV, p. 771-773.

ZAUFAL. — *Prager med. Woch*, 1887, n° 27.

ZUPNIK. — Zur Ætiologie der Meningitis cerebro-spinalis epidemica. *Deut. med. Wochenschr.*, Leipz. et Berl., 1889, XXV, p. 825-826-845-847.

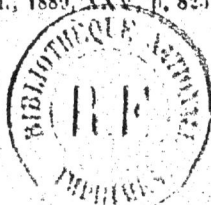

BIBLIOTHÈQUE NATIONALE
R F
PARIS

TABLE DES MATIÈRES

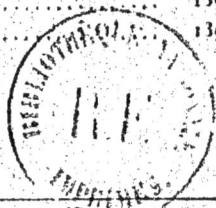

PARIS. — IMPRIMERIE F. LEVÉ, RUE CASSETTE, 17.

PARIS. — IMPRIMERIE F. LEVÉ, 17, RUE CASSETTE.

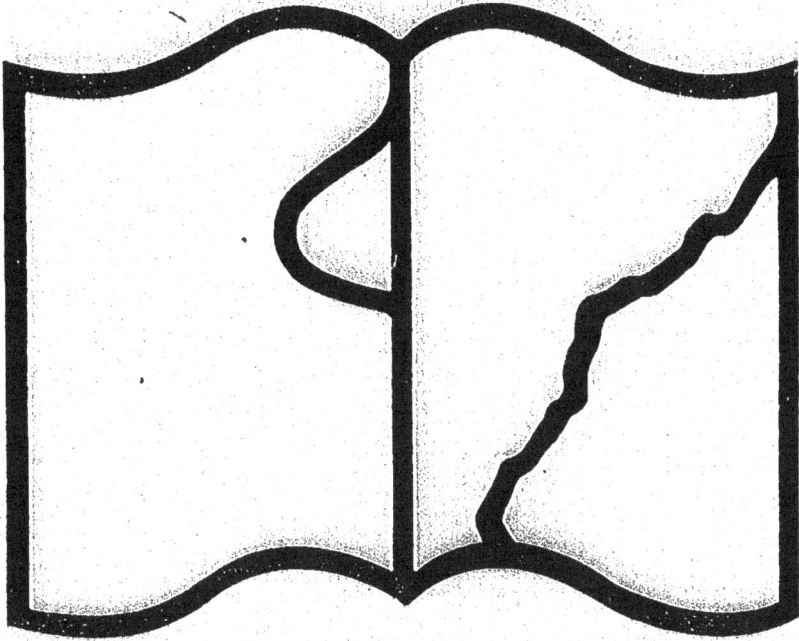

Texte détérioré — reliure défectueuse

NF Z 43-120-11

www.ingramcontent.com/pod-product-compliance
Lightning Source LLC
Chambersburg PA
CBHW071857200326
41519CB00016B/4431